青春文庫

1日3分

いくつになっても「歩けるヒザ」をつくる

痛みをとって、ヒザを長持ちさせるために

佐藤友宏

青春出版社

はじめに　1000万人以上の人がヒザに問題を抱えている

「歳をとるにつれて、ヒザに痛みが出てきた」
「痛くて、歩くのも億劫《おっくう》」
「ヒザに激痛があり、正座ができない」

この本を手に取ってくださったみなさんは、このようなヒザのトラブルをお持ちだと思います。

本書は、幾度も版を重ねたロングセラー『1日3分　いくつになっても「歩けるヒザ」をつくる本！』（2013年初版）を、10年ぶりに加筆修正したものです。

この10年でヒザを取り巻く環境は何か変わったのでしょうか？

ひと言でいえば、「変わったことと、まったく変わってないことがある」と感じています。

いちばん変わったことは、手術や再生医療の技術でしょう。半面、まったく変わってないことは、冒頭で書いた3例のように、足腰肩首などどこかしら痛めている人がいっぱいいる、ということです。ヒザ痛の人のみならず、全国で4700万人といわれるロコモティブシンドローム。この数がいっこうに変わっていないのです。

現在、**ヒザの痛みに悩んでいる人は、厚生労働省の調べによると全国で1000万人以上**。その7割は「変形性ヒザ関節症」の疑いがあるといわれています。

ヒザの痛みの原因は、下半身の筋肉の衰えやヒザの使い過ぎなどさまざまですが、中高年の方が病院で診察してもらった結果、医師に言われることはおもに次の2つだと思います。

「歳をとると、しかたがないですね」

「一生痛みとはつきあっていくしかないでしょう」

原因は老化現象――。そのように言われて、ヒザの痛みは歳のせいだと思い込んでしまう人が、じつは少なくないのです。

私は名古屋を中心に寝たきりの方からオリンピック選手まで、足腰のトラブルといった身体の不調や悩みを改善するパーソナルトレーニングを行ってきました。

これまで、約10万人以上の方々の身体を観てきてわかったのは、**ヒザ痛のほとんどは自力で改善できる**ということです。

かつては私自身も、慢性的なヒザ痛の持ち主でした。

激しい痛みのせいで、学生時代は大好きだった陸上競技をあきらめざるを得なかったこともあります。その後も痛みが治まることなく、原因もわからずじまい。そんなもどかしい時期を過ごしたりもしました。

数多くの病院にも通いましたが、一向によくなる気配はありませんでした。自分の身体のことなのに、自分自身でまったく理解できない……。わからないことだらけでした。

そんな状態が一変したのは、パーソナルトレーナーになってからです。日々、多くの患者さんの身体を観ていく中で、また自分の身体を見つめ直す中で、

「こうすれば、ヒザの痛みがよくなるのでは？」

というヒントを見出すことができたのです。

そのヒントに導かれてヒザの痛みを改善する方法を考案したところ、まず自分自身のヒザ痛を解消することができました。

時を同じくして、ヒザのトラブルを抱え私のところにいらっしゃる方々にも実践してもらったところ、多くの人が改善に向かいました。

中には、ほぼ**車椅子生活を余儀なくされていた状態から歩けるようになった方もいました**。それも、車椅子を使う以前よりもラクに、です。

このときに編み出し、改良を加えていった改善法を1冊にまとめたのが本書です。

後ほど詳しくご紹介しますが、ポイントはこれまでの身体の使い方、動かし方を〝**ほんの少し**〟変えるだけ。そのための簡単な8つの体操を行っていきます。

とはいえ、痛みを抱えたヒザに負担をかけたり、刺激を与えたりすることはありませんので安心してください。

ヒザ以外の部位を調整するので、たとえ痛くてヒザが動かせないような方でも行うことができるでしょう。動かすのは**上体（体幹）・股関節・足関節**が中心。そのポイントは〝**骨の数**〟にあります（こちらも後述しますね）。

私のご提案する体操を実践していただいた結果、**ヒザ痛に悩む98％の方が初診の段階で杖なしで歩けるようになる**という、自分自身でも驚きの成果を目の当たりにしています。

病院や整体など、どこに行っても痛みがとれなかった人たちが、私のもとへ来られると、「どうしてこんな体操だけでよくなるの？」と驚き、喜んで帰られます。

このような事例を目にしたり、自分がヒザの痛みを克服したり……、さまざまな経験を通して、やっぱりヒザ痛のほとんどは自力で改善できると確信しました。

とくにヒザに関しては、ヒザの痛み＝老化現象とは言えません。

たしかに、加齢とともにヒザ関節のトラブルに悩む人が増えてきますが、スポーツなどで若い頃にヒザを酷使したり、事故などによるケガが元となったり、早くは20代、30代から変形性ヒザ関節症の症状が出てくる人もいます。

また、近年はランニングブーム。走り過ぎにより、若いうちからヒザを痛める人も目立ちます。

実際のところ、**ヒザの痛みは年齢に関係なく発症する「国民病」**とでもいうべきものですし、適切な治療を取り入れることで、いくつになっても改善することができるのです。

ですから私が最初にみなさんにお伝えしたいのは、

「ヒザの痛み＝老化現象だから治らない」

と治療をあきらめないでほしいということです。

とくに変形性ヒザ関節症に関しては、筋力が衰えることで、

●軟骨のクッション機能が低下する

●O脚がひどくなり、軟骨や骨同士がぶつかる

そのために痛みが発症し、悪化するといわれています。

にもかかわらず、ヒザが痛いからと、歩かない、動かない、でいるとどうなるでしょうか？

ヒザを支える筋肉をはじめ、全身の筋力・体力が低下するので、さらにヒザの痛みを引き起こしてしまいます。

結果、もっと動きたくなくなり、痛みもひどくなるという悪循環に陥ってしまうのです。そしてその先に待っているのは……

「寝たきりの老後」ということになるでしょう。

ヒザの痛みの程度にかかわらず、まずは本書を読んでできるものから実践してみてください。**「歩けるヒザ」**さえあれば、趣味に、旅行に、と充実した生活を送ることができるはずです。

改善法はたったこれだけ。8つの体操で上体（体幹）・股関節・足関節を刺激することです。特別な道具も、お金も、一切必要ありません。

本書によってあなたのこれからの人生が、痛みとは無縁になることを願っています。

一般社団法人「日本運動処方協会」理事長　佐藤友宏

『1日3分 いくつになっても「歩けるヒザ」をつくる』目次

第1章 そのヒザ痛と一生つきあいますか？

痛みは歳のせいではありません

第2章

なぜ病院で治らなかった痛みにすぐ効果が現れるのか？

ヒザ痛の原因がわかれば、改善するのは簡単だった！

第3章

いくつになっても「歩けるヒザ」をつくる！8つのヒザ痛改善法

まずはどれか1つからでいい！

第4章

ヒザの痛みを再発させない生活術

ちょっとした生活の工夫で毎日がラクラク

編集協力 大場真代
本文イラスト 本山浩子
本文デザイン 岡崎理恵

第1章

その一生つきあいますか？ヒザ痛と

痛みは歳のせいではありません

病院は「診断」のプロでしかない!?

私のところにいらっしゃるのは、

「いくつも病院に通ったのにヒザの痛みが治まらず、どうしようもなくて……」

という方がほとんどです。

そもそも、なぜ**整形外科ではヒザの痛みが治りにくい**のでしょうか。

現在、整形外科で行われる治療はというと、

1. 痛み止めなどを服用する薬物治療
2. ヒアルロン酸を注射して、ヒザの内部にある関節液を増やす
3. 軟骨を削ったり、人工関節を入れたりするなどの外科的手術

大きく分けて、この3つの治療法が行われています。

通常は消炎鎮痛剤や解熱鎮痛剤など、痛み止めの薬が処方されます。ですが、痛みがひどい場合、まったくヒザ痛とは関係ない抗てんかん薬や抗うつ薬が処方されることもあります。

これは、こういった薬が痛みの神経回路にブレーキをかけるといわれているからですが、てんかんでもうつ病でもないのに処方される、というのは少し怖い気もしますよね。

薬でよくならない場合は、ヒアルロン酸を注射します。

ヒアルロン酸は、「関節液」の代用と考えていただくとよいでしょう。関節液は関節のなめらかな動きをサポートしたり、衝撃による負担を抑えたり、軟骨に栄養を与えたりする役割がありますが、年齢とともに分泌量が低下します。

この関節液が十分にないと、ヒザに痛みが発症します。そこで、人工的な関節液としてヒアルロン酸を注入することで、ヒザの痛みを和らげるのです。

「ヒザに水が溜まった」というのも、良質のヒアルロン酸が不足している症状です。身体の防衛反応であり、**不足した関節液の代わりに〝水〟を溜める**ことでヒザ内部に一定の圧力を保とうとしているのです。

①、②の方法でも痛みが解消されない場合、最終的に手術が行われます。

ヒザの構造に関しては後で詳しく解説しますが、ヒザ関節は太ももにある「大腿骨《だいたいこつ》」とすねにある「脛骨《けいこつ》」が接しています。これらの骨同士に力が加わるときのための緩衝剤《かんしょうざい》になるのが軟骨です。

さらに軟骨の間には「半月板」と呼ばれる軟骨があり、ともにヒザにかかる負荷や衝撃を和らげ、曲げ伸ばしをスムーズにする働きをしています。

ただし、**軟骨や半月板は使うほどにすり減ってしまい、いったんそうなると修復することがほとんどできません**。その結果、軟骨が変形したり、突起物ができたりして関節に痛みが生じるため、それを手術によって改善するのです。

ですが、ここでちょっとした矛盾に気づかないでしょうか。

病院での治療法を冷静に考えてみましょう。痛み止めを飲んだからといって、痛みの根本的な解決にはなっていませんよね。

薬が効いている間は痛みも治まっているかもしれません。ですが、対症療法に過ぎず、また痛くなれば薬を飲む、という生活を続けていかなくてはならないでしょう。痛みを抑えるだけで、原因自体は放置されたままです。

それは、注射であっても、手術であっても同じことではないでしょうか。

ですから病院へ通うよりも、ヒザに痛みを発症させない身体をつくること、いくつになっても**「歩けるヒザ」を自分でつくる**ほうが大事なのです。

治療を受けると、痛み止めの薬が出されるワケ

さらに、病院を取り巻くやむを得ない事情もあります。

実際のところ、病院はリハビリのような**運動療法を施すよりも、薬を出したほうが早いし、ラク**という考えがあるからです。

病院も利益を上げなくては医師を含め、スタッフたちが食べていくことはできません。病院でのリハビリは、作業療法士などスタッフが必要なのに加えて保険点数が低く、病院の経営的には〝おいしくない〟作業です。

逆に〝おいしい〟のは、診察と薬の処方です。そして一番大きいのが、なんといっても検査でしょう。

こうした利益を追求するという意味では、〝株式会社　病院〟なのです。

また、製薬会社も自らの商品（医薬品）を売るために、医師たちにありとあらゆる営業を必死で行っています。それぞれの製薬会社は、次々と新しい薬を売り出しています。

もちろん医師を含め、医療業界に従事している人全員が悪いといっているわけではありません。しかし、そんな現状は主役が患者（治したい当事者）ではなく、医師にあるような気がしてならないのです。

ヒザが痛くなる原因はヒザ以外にあった！

さらに、診察方法にも問題があります。

病院では**痛みの出ている「部分」だけを診がち**です。身体を全体として捉えて診断を下すことはほとんどありません。

ヒザに痛みがある場合、多くの方は「ヒザが悪い」と表現するでしょう。ですが、そうなってしまった原因は、ヒザにはないことをご存じですか？

じつはヒザ痛の原因は、上体（体幹）や股関節など、ヒザ以外の部分の働きを低下させてきた結果。その代償的に使われてきたヒザのムリな働きが、痛みとして表れているにすぎません。

だとすると、ヒザ以外の部分こそ、しっかり「観る」必要があるのがおわか

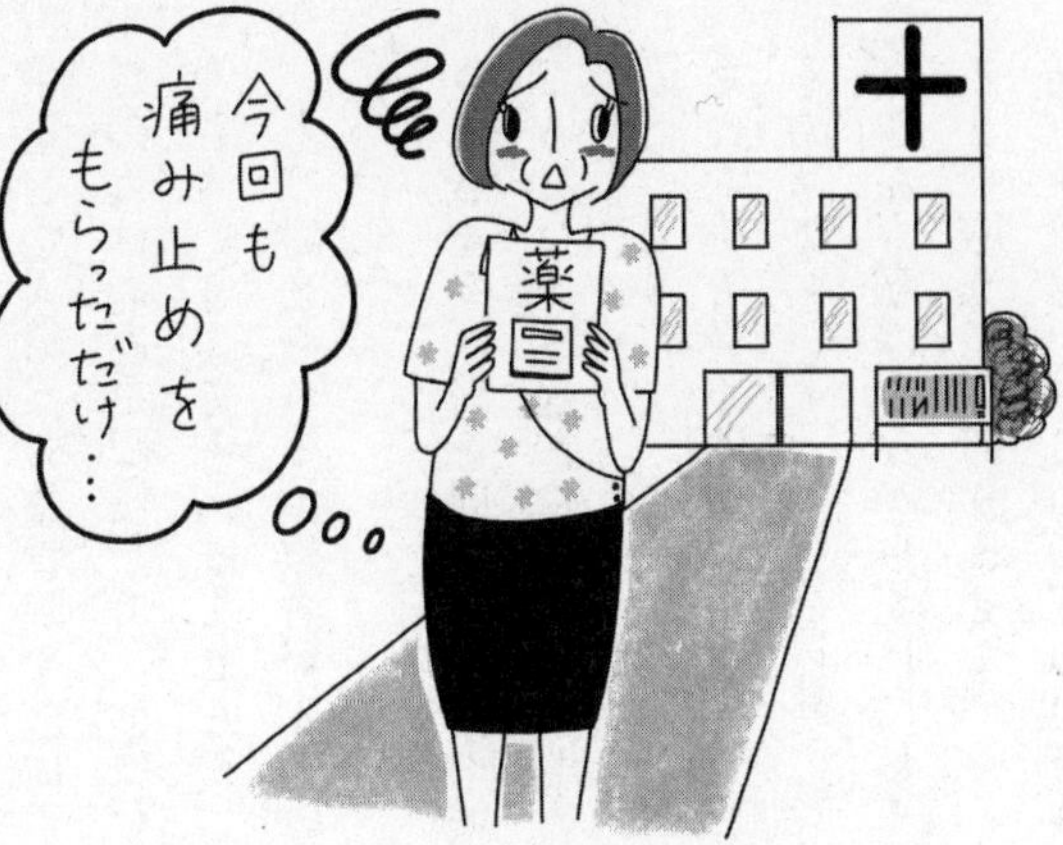

りいただけると思います。

だから**病院は「診て」「薬を出す」「手術する」ことはできても、根本から痛みの原因をとりのぞく「治療」をすることはできない**のです。つまり病院は検査をする機関。だから私もすぐれた検査技術をもつ病院を患者さんに紹介することにしています。

ある調査によると、ヒザだけでなく腰や肩、関節などの痛みが出て病院を受診した場合、約6割の人が、「症状が思うように改善しなかったために、受診を中止した」

と答えています。

中止した人のうち整骨院や整体、鍼灸などに通うようになったのが2割ほど。半数の人は痛みを我慢して、治療をあきらめていると回答しています。

今さらいうまでもありませんが、**治療の主役は患者さん**です。にもかかわらず、そう考えられる治療者が少ないのも残念な現実です。

「さまざまな医者を回り、整体や鍼などにも通った。いろいろな運動療法も試してみたけど、なかなか痛みが改善しなかった」

そんな声も多く聞かれます。

その結果として、「自分自身が悪いのだ」という錯覚に陥ってしまっている患者さんも私は少なからず目にしてきました。

決してそうではありません。

痛みを改善するための**正しい身体の使い方**が、わかっていなかっただけです。

「自分で治したい」と思うことがいちばんの改善法

さらに自己治癒力の観点からいえば、私は**「人は他人に癒やされると、ダメになってしまう」**と考えています。

整体やマッサージなどでもそうですが、本人は寝ているだけ。脳や神経を使わず自分自身では、痛みを解消するために何もしていないことになります。

甘やかされて育った子が、大人になると一人では何もできなくなるように、私たちの身体も甘やかされると、自力で治そうとする力を失ってしまいます。

「マッサージされて気持ちいい」

それだけではその場での満足感は得られても、慰安行為で問題解決ではないので自分自身の治癒力はどんどん落ちてしまいます。

だからこそ、「自分の力で治す」というマインドセット（考え方）が、ヒザの痛みを改善するために最も大切なピラミッドの底辺の部分である、と改めてお伝えしたいのです。

私が「患者さんが主役」だというのも、ここに一つの考えがあります。

図Aからもおわかりだと思いますが、再発する人、改善されない人の多くはマインドセットをすっとばしてスキルから入っていくため有益な情報が持てず、他のスキルを探し続ける堂々巡りに陥るのです。

最大の結果を出すために必要不可欠である、この「マインドセット」。「足腰が痛いから何とかしないと」という目先の気持ちだけで頑張ってきた人も、わたしとの対話やアドバイスで自分のモチベーションが明確になったとたん、やる気が爆上がりする人がとても多いのです。

私のご提案するヒザ痛改善法では、**患者さん自身が自分の力で痛みをとっていきます**。施術の際に手助けすることもありますが、それはほんの少し。身体の使い方を導いていく程度です。

年齢やスポーツ経験に関係なく自分で症状を改善していく人の共通条件

図A

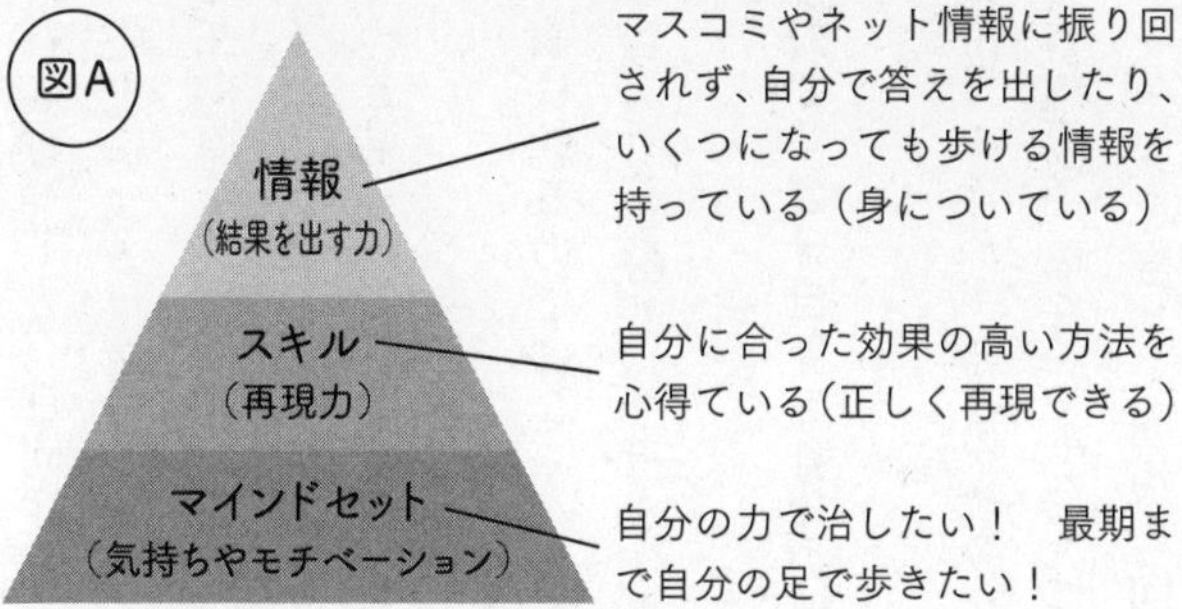

情報
（結果を出す力）
スキル
（再現力）
マインドセット
（気持ちやモチベーション）
マスコミやネット情報に振り回されず、自分で答えを出したり、いくつになっても歩ける情報を持っている（身についている）
自分に合った効果の高い方法を心得ている（正しく再現できる）
自分の力で治したい！　最期まで自分の足で歩きたい！

ご本人の意志で身体を使い、動かしていくのです。

多くのヒザ痛で悩んでいる方々に接していて感じるのは、誰一人として積極的に病院に通い、薬を飲みたい人などいないということです。

私の患者さんの一人がおっしゃっていた言葉が印象的でした。

Aさん（70代・女性）は何年も病院に通っていたのになかなか痛みがとれず、巡り巡って私の元へいらっしゃいました。

「整形外科に行っても、毎回注射を打つだけで何もしてくれない。病院の先生に『まだ痛いんです』と訴えても、『では注射をしましょう。お薬も出しておきます』と言うだけ。

なるべくなら、薬なんて飲みたくない。こんな簡単な体操で痛みがなくなるなら、もっと早く、佐藤先生のところにくればよかったわ」

医師や薬に頼るのではなく、少しでも「自分で治したい」という気持ちがあれば、私のヒザ痛改善法をぜひ実践してほしいと思います。

「自分の力で、自分自身の身体の痛みを治したい」

その気持ちこそが、痛みを改善する第一歩になります。その気持ちがあれば、仮に治療や施術、場合によっては手術が必要な場合でも、他の人より大きなアドバンテージをもって回復に向かうでしょう。

意識が変わると、「治る力」も変わる

いま、「足腰が痛む」といえば、ネットはもちろんTVショッピングでもサプリやサポーターや矯正グッズなどが山のようにあります。

街を歩けばあちこちで見かける整体やサロンの看板。足腰が痛む本当の原因はココにあった……と患者さんの声をたくさん載せているホームページ。

さらに、雑誌やTVの健康情報も満載なのに、足腰首肩を痛めている人（ロコモティブシンドローム）は全国に4700万人もいるのです（ヒザは1000万人以上）。この数が一向に減らない理由は、何だと思いますか？

それは、「自分を知る人」が少ないからです。

単純計算で日本人のほぼ2人に1人、40歳以上はほとんどが身体を痛めています。なのに、自分の身体のことを本当に知っている人がどれだけいるで

しょうか。

たとえば、昨日階段から転落してヒザを打って痛くなったということなら原因はハッキリしていますよね。でも、長い年月をかけて痛みが出てきたヒザにも、必ず原因はあるはずです。若い頃のケガなのか、日々の姿勢や歩き方が悪いのか……。

それらを知り、前項の図Aのピラミッドを自分のものにできてくるとその日そのとき、自分で決めたやるべきことの必要な量を自分で納得しながら安心して進められるようになれる。それが「自分を知る」ということです。

「誰かに治してもらおう」ではなく、主人公である自分が、

●自分の身体を知って
●自分に合った方法を見つけて
●自分で守っていく

この意識の変革がなされたとき、身体は「治そう」という方向にシフトチェンジできるものです。

痛みを抱えて悶々と過ごした私の学生時代

なぜ私が、ここまでみなさんに「ヒザ痛は自分で改善できる」と断言しているかというと、私自身が長年に渡り、ヒザの痛みに悩んでいたからです。

最初にヒザを痛めたのは中学生のときでした。

陸上競技、短距離と中距離、そして跳躍をやっていた私は学校でも一、二を争う記録を持っていました。何となく違和感はあったものの根性で走り続けた結果、卒業前に、歩くことも困難な激痛を発症。陸上を断念してしまいました。

高校では、「弓道ならヒザへの負担もないだろう」と、友人に誘われるがまま弓道部へ。

その後、教員を目指し体育大学へ進学しましたが、すでにヒザの痛みも忘れるほどになっていたため、同じく誘われるがまま軽い気持ちでスキー部へ入ったのです（後でわかったことですが、この頃のヒザはスムーズな動きや強さという機能は改善しておらず、ヒザが固くなって感覚が鈍くなっていただけだったのです）。

ねんざや顔面の切り傷、打撲……という激しい練習の日々。それでもヒザには特に問題もありませんでした。最初は順調だったのです。

しかしシーズンオフになり、つらい陸上トレーニングが始まると、再び右ヒザに激痛が走りました。おまけに今まで右ヒザだけだった痛みが、それをかばっていたせいで左ヒザにまで発症してしまったのです。

その頃の私は、ヒザの痛みをどうにか治そうと整形外科に通い、低周波治療や看護師に薬を塗ってもらうなどで、治らないヒザ痛をなんとかごまかしながら毎日を過ごしていました。

けれど、治るとはほど遠く、痛めた原因もわからない上に、痛みが消えることもありませんでした。

大学卒業後はパーソナルトレーナーとして就職しましたが、ジョギングするとヒザ痛が現れ、300mで家に引き返すという生活で、泣く泣くスポーツを中止。

その頃、縁あってスポーツで起こった障害に関するエキスパートたちが集まる「スポーツ医科学研究所」という場所でヒザ専門医に受診してもらう機会に恵まれました。

「ここでなら自分がヒザを痛めた原因がわかるかもしれない」

そう期待して受診すると、

「原因がわからないので、対処のしようもない」

と言われ、愕然とした気持ちで自宅へ帰ったのを覚えています。

それをきっかけに、自分もトレーナーという職業についているのだから、自分自身の身体の現状についてじっくり分析してみようと思い立ちました。エキスパートにもわからないのなら、自分で調べてみるしかないと思ったのです。

痛みをとるために、筋トレやストレッチについても「オタク」のように研究しました。今だからいえますが、挙げ句の果てには母校である中京大学の教授に「僕の筋肉を生検してください」と直訴したこともあります。

生検とは、生体検査の略で、生きた身体を検査するという意味です。難病の患者さんでない限り、生きた身体に直接針を入れて筋肉を採取することは、倫理的な問題もあり、もちろん私の申し出も却下されましたが（笑）。

いわば専門医にもスポーツ科学の先生にも見放されてしまったのです。

筋トレやストレッチも効果が得られず原因不明の長いヒザ痛のトンネルから抜け出せなくて、スポーツ科学や医学に疑問を持ち始めたのもこの頃です。

自分の身体のことなのに、自分がまったく理解できなかった当時、少しでも可能性のあることは何でも実験と思い、手探り状態で試してみました。

同時に自分の立ち姿を周囲の人に見てもらったり、過去の写真を見て立ち方を分析したり、靴の減り方や服やズボンのねじれまで、チェックしていく日々が続きました。

「500mでいいから、また走れるようになりたい！」

という気持ちだけは消えず、試行錯誤の末、ヒザが痛む原因、さらにその原因を研究し始めました。

私が「8つのヒザ痛改善法」を見つけるまで

そうしてわかったのは、私のヒザ痛がどうやら、

「O脚であること」

「平均的なレベルよりも身体が固いこと」

が原因かもしれない、ということでした。


振り返ってみると、会社員時代の行事などで写真を撮るたびに、「佐藤さんは〝ガニ〟(O脚)でかっこわるいから斜めに向いて立て」とよく言われていました。

中学のマラソン大会の写真を見ると、重度にO脚の自分が写っていました。

高校のときの検診でも、医師に「O脚だね」と言われたことを思い出しました。

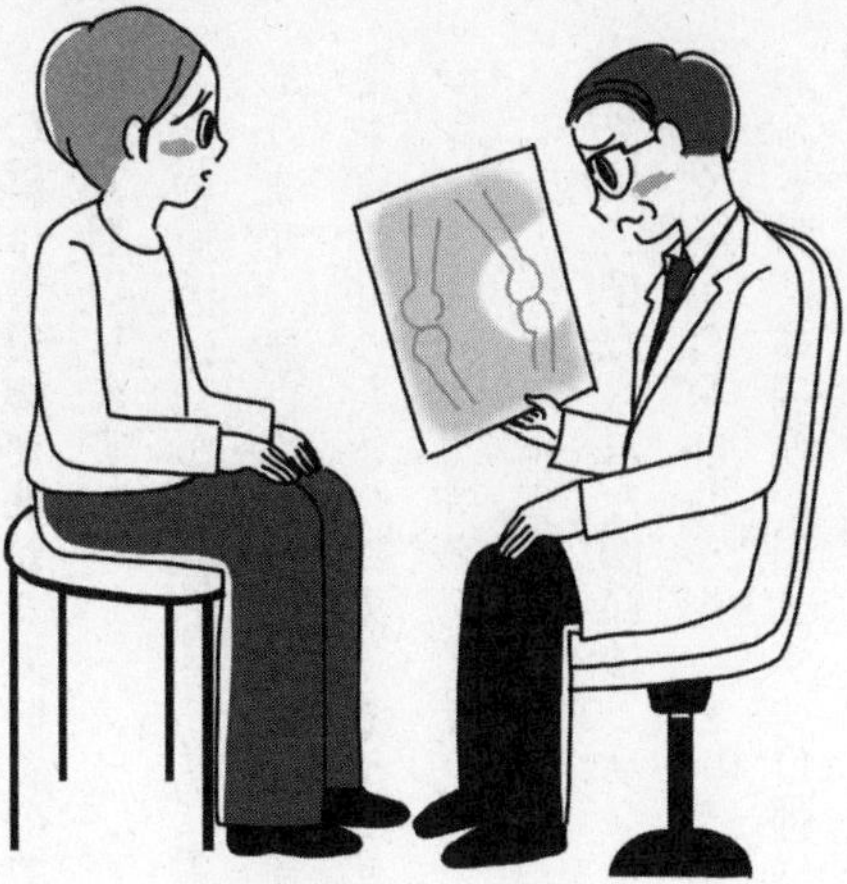

O脚はご存じの通り、両足の内くるぶしをつけて立ったときに、両ヒザの内側がつかない状態をいいます。

赤ちゃんを見てもらうとわかりますが、人間はもともとO脚で生まれてきます。それが立って歩けるようになると、直立姿勢に対応できる湾曲した背骨（S字カーブ）になってくるとともに、脚にも筋肉がついて真っ直ぐな正しい形に変わっていきます。

ちなみに、**日本人は西欧人に比べてO脚の割合が高い**といわれています。

これは「農耕民族だったから」「正座をするから」など様々な説がありますが、正しい理由ははっきりとわかっていません。

O脚は骨自体が曲がっているのではなく、下半身の関節が左右にひねられることで起こります。

その原因は、主に背骨周辺の柔軟性の問題や、骨盤の左右の傾き方などがあります。悪い姿勢でい続けたりすると、身体は不安定になって上半身を支えきれなくなるために、太ももやヒザ、足首などの関節をひねることで身体のバランスをとろうとするのです。

では、ひねられた関節はどうなるでしょうか。

よく「足首をひねった」という言い方をしますが、運動などをしていて、ひねると瞬時に痛みが出ます。O脚は、「足首をひねった」状態がゆっくりと徐々に行われているようなもの、と考えるとイメージしやすいかもしれません。

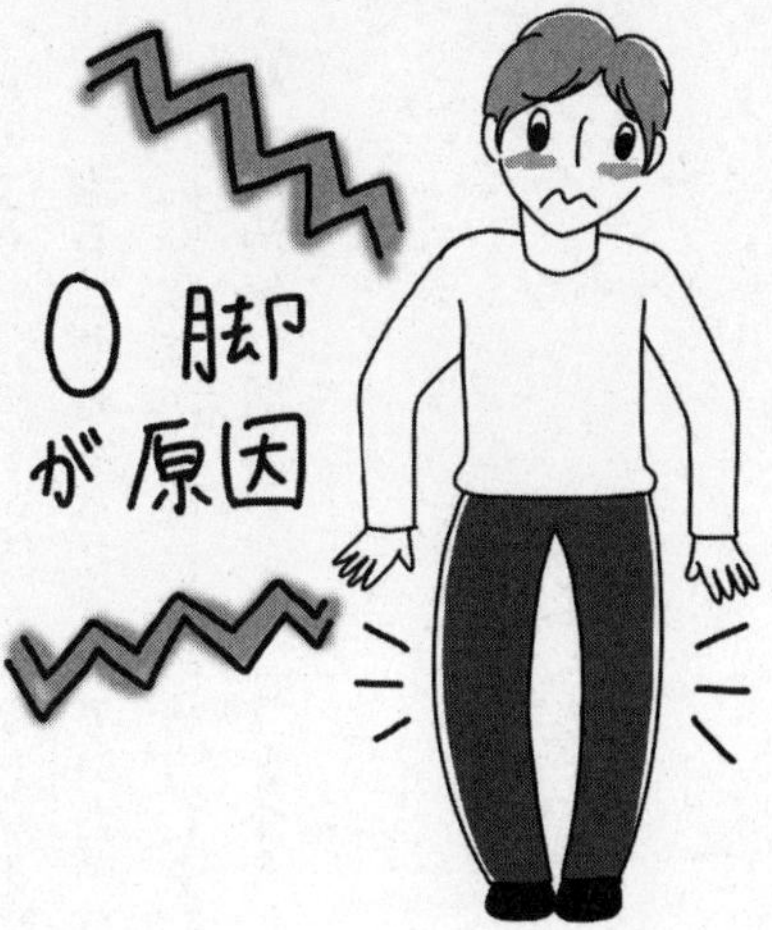

特にO脚の場合、ヒザへの負担は大きくなります。

ヒザの内側に強く力がかかり、クッションの役割をしている関節軟骨が圧迫されるので軟骨がすり減るのをカバーするために、特にヒザを中心に（腰や肩と共に）筋肉や関節周りの緊張が強くなり、痛みが出ていたというわけなのです。

さんざん検査してもわからなかった痛みの原因が、「O脚だった」――。

その単純な理由にちょっと拍子抜けされたかもしれませんね。

ですが、これは嘘のような本当の話です。先ほどお伝えしたように、病院ではレントゲン写真を見て、患部であるヒザを見るだけです。「部分」に集中するあまり、O脚という全体像が見えていません。このような単純な理由によって、**治るヒザも治らなくしていた**のです。

この経験は、病院治療の盲点に気づくとともに、私自身がトレーナーとしてヒザ痛治療に関わっていこうと決意したきっかけにもなりました。

関節が元気なら、いつまでも若くいられる

私のO脚は長年の生活習慣によって形成されたものです。改善するには、普段からの身体の使い方、動かし方を変えていくしかありません。

そこで私は「股関節」を意識し、その使い方を変えることで、自らのO脚を改善。それにともない、ヒザの痛みをとることができました。さらに、他の関節にも着目したところ、O脚以外のさまざまな原因でヒザ痛に悩む人への応用（万能性）もわかってきたのです。

その経験を活かし考案したのが、本書でご紹介する**「8つのヒザ痛改善法」**です。

改善法では8つの体操を行います。

動かす部分は、

- **上体（体幹）**
- **股関節**
- **足関節**

の3か所が中心。「関節」の動きを意識します。

先に、ヒザ痛の原因はヒザ以外の部分にあるとお伝えしました。たとえば腰痛がある場合、腰をかばうことによってヒザに余計な負荷がかかり、結果、痛みを生じることがよくあります。

私たちの身体は、このように普段から互いの動きを補うようバランスをとっているのですが、どちらかというとヒザは、その負担を一身に受けやすい部位なのです。

そこで、上体（体幹）・股関節・足関節を動かすとどうなるでしょうか？

考えるときのポイントは「骨の数」にあります。

上体（体幹）・股関節は、24個の骨で連なった脊椎の動きと連動しています。足は単体として小さな骨の集合体でできています。

骨が多ければ、それだけ骨同士をつなぐ関節も多いということです。特に数ある関節のなかでも、上体（体幹）・股関節・足関節という身体の根幹となる部分をなめらかに動くようにしておくことは、ヒザだけに偏りがちな負荷を身体全体に逃すことにもつながります。

また、**関節さえなめらかに動けば、痛みがなくなる**と同時に、いつまでも若くいられるという利点があります。

たとえば、歩くときだけではなく、立ち上がるときや座るとき、着替えるときに至るまで、日常生活のあらゆる動作を行うたびに、ヒザが痛くて「よっこらしょ」と気合いを入れていたら、とっても年齢を感じさせますよね。

若いときにキビキビと歩けたのが信じられないような鈍い動きになってしまい、見た目にも老けて見えてしまうでしょう。

私は8つの体操によって、O脚だった足も次第に正しい形に戻っていき、それに伴なってヒザの痛みも改善されていきました。いまでも、自転車や野球の試合、毎日のランニングなど再発のないスポーツ三昧の日々を謳歌しています。

次の章では、ヒザの痛みの原因を解説しながら、なぜ8つの改善法でヒザ痛がよくなるのか、その理由をご紹介したいと思います。

第2章

なぜ病院で治らなかった痛みにすぐ効果が現れるのか？

ヒザ痛の原因がわかれば、改善するのは簡単だった！

ヒザには体重の最大5倍以上の力がかかっている

本章では、ヒザの痛みの原因について詳しくご説明したいと思います。少し専門的な話が続きますが、おつきあいください。

私たちの身体の下半身には、**「股関節」「ヒザ関節」「足関節」**の3つの重要な関節があります。それぞれ、歩いたり座ったりするときなどに下半身を動かす機能と、体重を支える機能を持っています。

特にヒザ関節は下半身の関節の中でも、中心的な役割を担っています。というのも、ヒザ関節は可動域が広いためです。

ヒザの曲げ伸ばしを例にとってみると、歩くときでだいたい60度くらい。しゃがむ動作で１００度、正座では１３０度と、大きな範囲での曲げ伸ばしができます。可動域が広いということは、それだけさまざまな動作ができるということです。

また、**ヒザは歩くときで体重の1・5〜2倍、階段の昇り降りで2〜3倍、走るときは5倍以上の力がかかっている**とされています。

このように、普段何気なく生活しているだけでも、ヒザは使用頻度が高く、大きな負担がかかっていることがわかっていただけるでしょう。

それだけの負担を支えるためには、関節自体も大きくある必要があります。

ヒザ関節は身体の中で最も大きな関節の一つ。太ももの骨である「大腿《だいたい》骨《こつ》」と、すねの骨である「脛骨《けいこつ》」の継ぎ目にあたります。さらに、〝ヒザのお皿〟ともよばれる「膝蓋骨《しつがいこつ》」のおもに3つの骨で構成されています。

そのままだと骨と骨がぶつかり、傷つけ合ってしまうため、緩衝剤としての役割を果たすのが、「関節軟骨」という軟骨です。さらにその間には「半月板」とよばれる軟骨が挟まっており、それぞれヒザにかかる衝撃を和らげるクッションのような働きと曲げ伸ばしをスムーズにしています（左のイラスト参照）。

ただし、これらの軟骨には弱点があります。関節は使えば使うほど、すり減ってしまうのです。

一度摩耗してしまうと、ほとんど修復できない――。

ここが、骨や皮膚とは違う点です。血管が豊富に通っている骨や皮膚であれば、再生することができるのですが、血液が乏しい軟骨部分はすり減るだけ。

耐久年数は、だいたい50年程度。負担をかければかけるほど、それだけ〝持

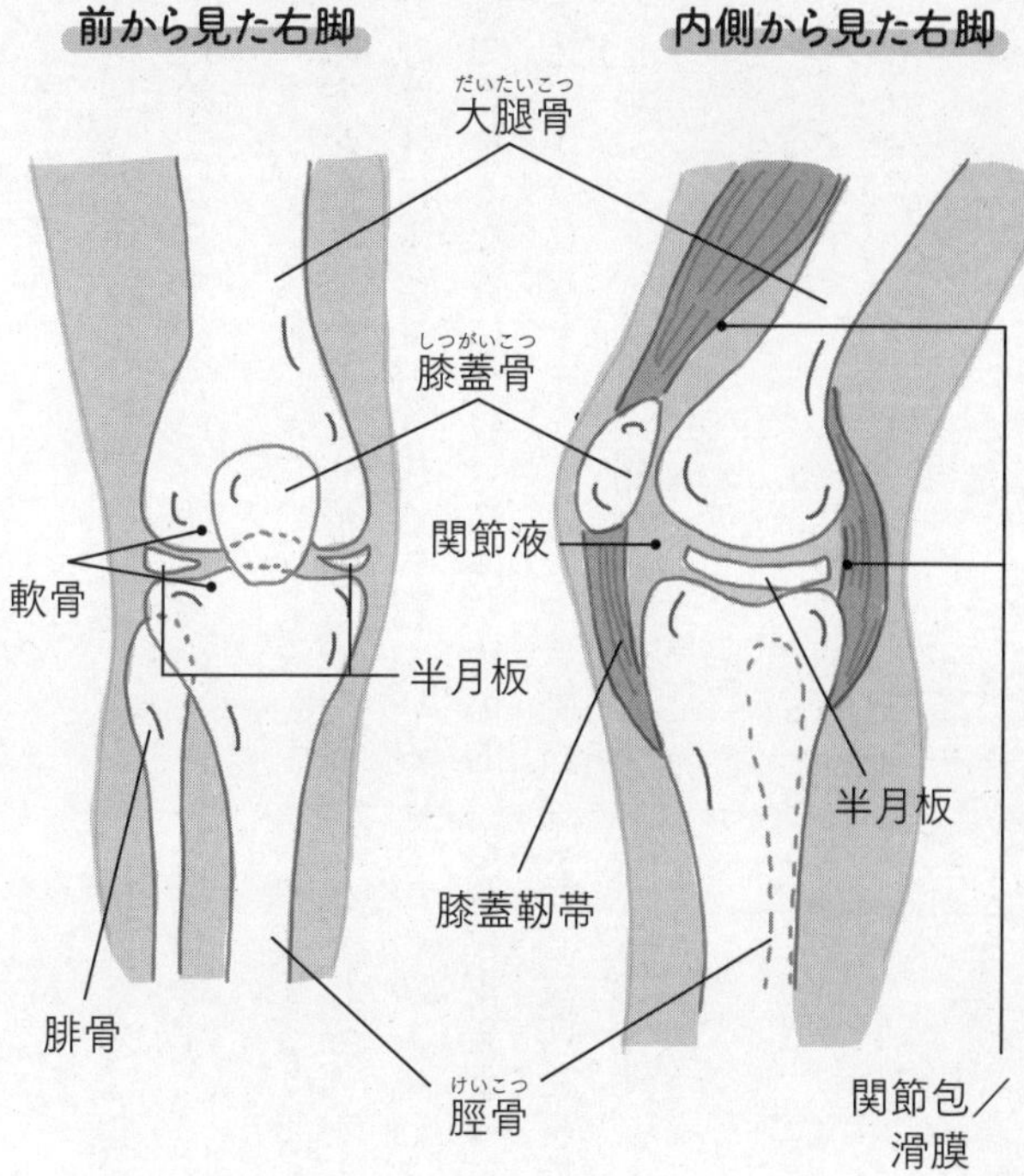

前から見た右脚
内側から見た右脚
大腿骨《だいたいこつ》
膝蓋骨《しつがいこつ》
関節液
軟骨
半月板
半月板
膝蓋靭帯
腓骨
脛骨《けいこつ》
関節包／
滑膜

ち〟が減ってきます。

また、骨粗しょう症になりやすい70歳になる頃、早い人では40代後半から骨量の低下が始まります。特に、閉経後の女性は要注意です。

現在多くの方が悩んでいる「変形性ヒザ関節症」は、ほとんどがこのような軟骨部分の摩耗によって引き起こされていることがわかっています。骨で支持できなくなるにつれ、筋肉が代償的に過剰に支えようとし、筋膜が痛みを訴えるようになります。そして、骨自体も同じ場所に長期間ストレスが繰り返しかかると、骨膜《こつまく》が痛みを発するようになるのです。

「ヒザが痛い」の正体は骨ではなく骨膜《こつまく》

ヒザには、「水が溜まる」というトラブルもあります。じつはこの症状も、軟骨の状態と深く関係があるのをご存じでしょうか？

「水が溜まる」とは、いわば関節液が溜まることを指します。

大腿骨と脛骨の継ぎ目には「滑膜《かつまく》」という血管が豊富な薄い膜があります。滑膜は「関節包」という風船のような袋に覆われており、ヒザが健康な状態であれば、そこは滑膜でつくられた「関節液」で満たされています。

この液体はヒアルロン酸とたんぱく質の複合成分でできていて、

●ヒザの動きをなめらかにする
●ヒザが普段の動きで受ける衝撃を抑える
●軟骨に栄養を与える

といった働きがあります。

粘り気のある液体で、いわば**関節をスムーズに動かすためのエンジンオイル**とでも考えてもらうとよいでしょう。また、関節液が十分に満たされていることは車のタイヤに十分に入った空気圧のように、歩きの着地で衝撃から関節を守る役割でもあります。

ヒザが健康なうちはよいのですが、ヒザに炎症が起きて痛みが出たり、軟骨がすり減ったりすると、やがて骨面が露出し、骨同士がぶつかり合うようになります。車にたとえると、パンクしたまま走ると道路とホイール（タイヤをはめている金属部）が傷む……そんなイメージです。

じつは、**「ヒザの骨が痛い」の正体は、骨ではなく、骨膜**。骨膜が痛みを感じるのは筋肉や腱の硬化が原因で、骨との付着部を引っ張るからです。草を抜くときに、茎にあたる部分が筋肉、根元が腱、盛り上がる土の表面が骨膜とイメージすればわかりやすいかもしれません。

ヒザに炎症がおきたり、軟骨がすり減ったりすると（ときには、そのかけらが関節の中に入り込むこともあります）、私たちの身体は関節液を増やす方向に働きます。

その際、体内でヒアルロン酸を豊富につくりだすことができればよいのですが、歳をとるにつれて、生産量も減少してしまいます。ヒアルロン酸などの分子の大きさが小さくなったり、分子の量が減ったりすることで、関節液は粘性を失い、水のようなサラサラの液体になってしまうのです。

そこで、質の低下を量で補うように、関節液＝〝水〟が溜まってしまうというわけです。

ヒザに水が溜まるとはどういう状態か？

さて、復習がてらあなたに質問です。

車のタイヤがパンクしたままデコボコ道や高速道路を走ったら、何が傷むでしょうか？

必要な空気圧（内圧）なく走行すると、衝撃をやわらげられないだけでなくホイールや道路が傷みますよね。

ホイールに相当するのが大腿骨の頭の部分（軟骨）。道路に相当するのが脛骨（すねの骨）の頭の部分（軟骨）。こうイメージすると、この両者が傷む理由がおわかりになると思います。

だから、ヒザ関節内は必要な内圧を保つため一定量の水（関節液）が必要になります。

日頃からヒザをなめらかに動かすためだけでなく、歩くとき着地の瞬間、関節包内の圧力を一定に保つべき理由がおわかりになったと思います。

では「圧力」という視点で考えたとき、粘性のある液体とサラサラした液体では、どちらが少量でヒザに一定の内圧を保つことができるでしょうか？

それはご想像通り、粘性のある液体です。

風船を例に、ご説明してみましょう。

たとえば、風船の中にそれぞれ2種類の液体を入れるとします。1つはヒアルロン酸、もう1つは水です。

それぞれ上から手で押すと、跳ね返りのよい弾力があるのはヒアルロン酸です。

水のほうはというと、風船がなかなか膨らまないどころか、押した手が風船の中に沈んでしまい、跳ね返りを感じることはできません。このような違いは、それぞれの分子の大きさが生み出しています。

関節包はいわば、風船のようなもの。

つまり、劣化した関節液はサラサラしているため、たくさんの量がなければ、以前と同じ圧力を維持できなくなるということ。その結果、〝水〟を溜めよう、溜めようとして、ヒザの不調を引き起こしてしまうのです。

このようにヒザに**水が溜まることは身体の防衛反応**であり、ヒザの圧力を保ち、クッション性をつくるための最終手段です。

ヒザが痛ければ、ヒアルロン酸注射を打つ。

ヒザに水が溜まれば、水を抜く。

この2つは違う治療にみえて、じつは目的は同じ。どちらも関節包内の圧力を一定に保とうとするための治療だとわかっていただけたのではないでしょうか。

よく「水を抜くとクセになる」といわれることがあります。

実際その通りで、水が溜まるということはすなわち、ヒザに何らかの炎症などが起きているということです。

そのため**炎症を抑えない限り、水が溜まる症状は抑えられません**。

水を抜いたり、ヒアルロン酸を注射したりすることで、一時的に状態をよくすることはできますが、根本の解決にはなっていないのです。

ヒザの痛みの原因は大きく分けて3つある

ヒザの関節に多いトラブルには、変形性ヒザ関節症、慢性関節リウマチ、半月板損傷、靭帯損傷、スポーツ外傷、痛風などがあります。

中でも患者数の多さから、変形性ヒザ関節症、慢性関節リウマチ、半月板損傷はヒザの3大病といわれています。

ですが、ヒザ痛の大部分は「変形性ヒザ関節症」だといってよいでしょう。特に女性に多いという傾向もあります。

「変形性ヒザ関節症」の原因もまた様々ですが、大きく分けて、

1 ケガや事故
2 筋力の低下
3 身体をうまく使えていない

という3つがあります。それぞれの違いを解説していきましょう。

1 ケガや事故

「若い頃にやっていた部活動で、ヒザを酷使した」
「階段から落ちて、ヒザを強打した」
「交通事故に遭って、ヒザに大ケガをして手術をした」

などといったように、外部から大きな衝撃がヒザに加わることで、ヒザにダメージを負ってしまうケースです。
治療や手術によって傷やケガ自体は回復するものの、慢性的にヒザに痛みが残ってしまうことも多々あります。

余談ですが、「変形性ヒザ関節症」の原因には、一次性のものと二次性のものがあります。❶のようにケガや事故、病気など、原因がはっきりとしているものが、「二次性変形性ヒザ関節症」です。

一方、筋肉の衰えや肥満、長期的に続けた無理な動作など、生活をする上で起こるさまざまな要因が絡み合った場合、明確な原因が特定できないものを「一次性変形性ヒザ関節症」といいます。

多くの方が悩んでいるヒザの痛みは、ほぼ「一次性変形性ヒザ関節症」だと考えられています。

原因に関しては特定しにくいながらも、大きく2つに分けると次のような要因（❷筋力の低下と❸身体の使い方）が考えられます。

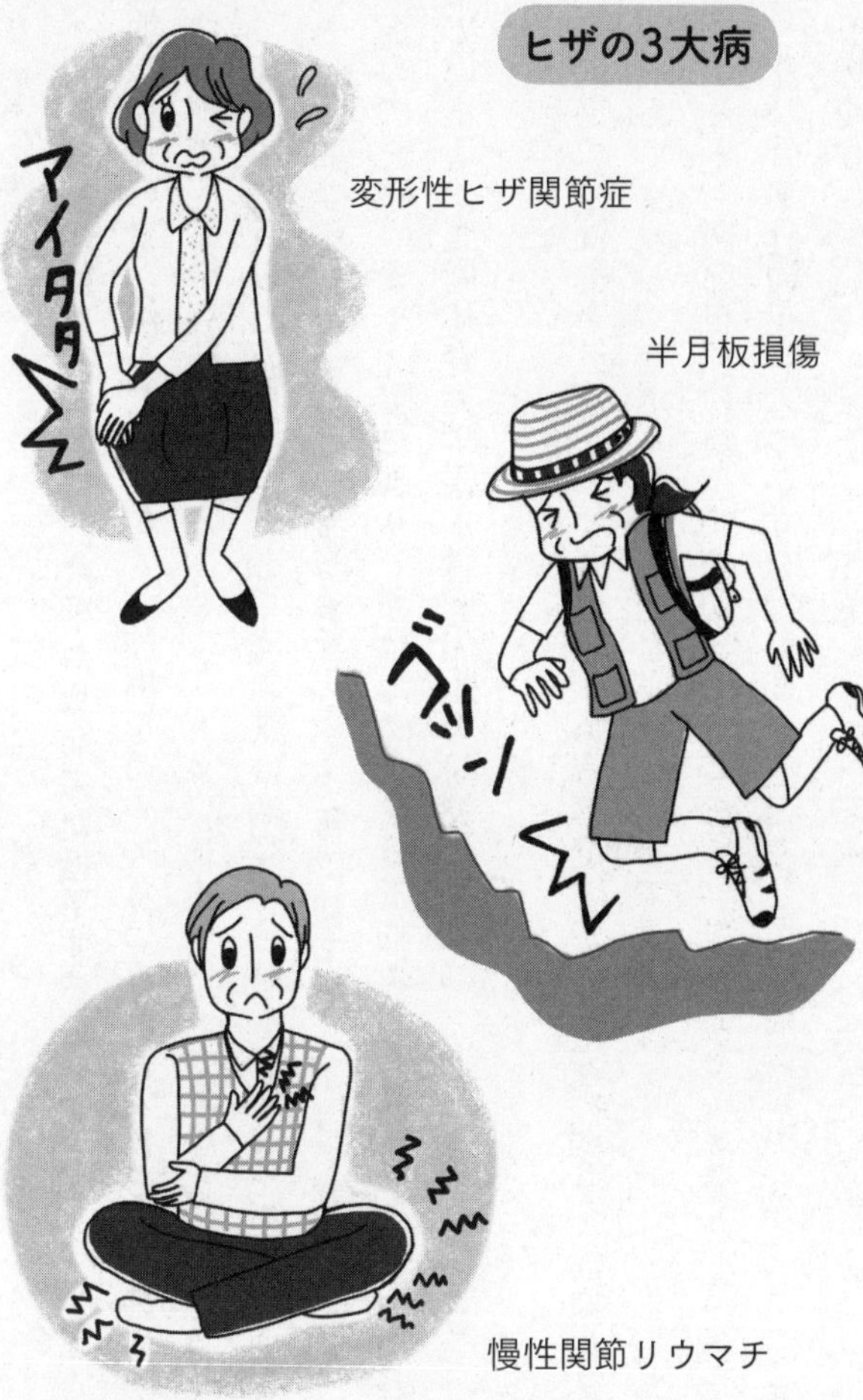
ヒザの3大病
アイタタ
変形性ヒザ関節症
半月板損傷
慢性関節リウマチ

❷筋力の低下

人間の身体は、**一般的に25歳頃から筋力が低下する**と考えられています。筋肉自体の量が減るだけでなく、筋肉をつくっている線維の質そのものも劣化します。

普通に生活している場合だと、筋肉量は20歳ぐらいでピークを迎え、ゆるやかに減少します。特に50歳を過ぎると**1年で約1％**の割合で筋肉が減少。さらに安静のまま（寝たきり）ではたった**2日で約1％**も減少するといわれています（鹿屋体育大学福永哲夫先生の研究による）。

筋肉には関節をサポートする働きがあるのですが、筋力が弱り、筋肉自体が衰えてくると、サポート力も同じように弱ってきます。するると、関節自体に負担がかかってくるので、結果として軟骨がすり減ったり、骨と骨同士がぶつかり合って変形したりして、痛みにつながってしまうのです。

たとえば、下着（パンツ）のゴムを想像してみてください。

ゴムは一瞬だけ強い力で引っ張ったとしても、すぐに元に戻り、弾力は保たれたままです。けれど、何かをまとめておくなど、長期間同じ力をかけ続けていると、ゴム自体が細く、弾力を失ってしまいます。知らない間に、切れてしまっていることもあるでしょう。

つまり、たとえ**弱い力だとしても、長い期間かけ続けることで筋肉も疲労していく**ということです。この長時間かかる力というのが、日常生活などで筋肉にかかっている力と考えていただくといいでしょう。

特に女性は、筋力の低下にご用心！

筋力の低下に関していえば、特に注意していただきたいのは、女性のみなさんです。それは、女性の筋力が男性に比べて弱いことに関係しています。日本老年医学会雑誌（2010年）に発表された「日本人筋肉量の加齢による特徴」（谷本ら）によると、男女とも加齢とともに筋肉量は低下するのですが、女性の低下が著しいことがわかります。

前述したように、ヒザ関節には大腿骨と脛骨、さらに膝蓋骨があり、それぞれの骨に4本の靭帯がつながっています。

この靭帯の役割は、ヒザ関節の前後左右の安定性を保つこと。

これがなければ、姿勢コントロールに優れたスポーツ選手は別として、一

中間広筋は
大腿直筋の
裏側にある。

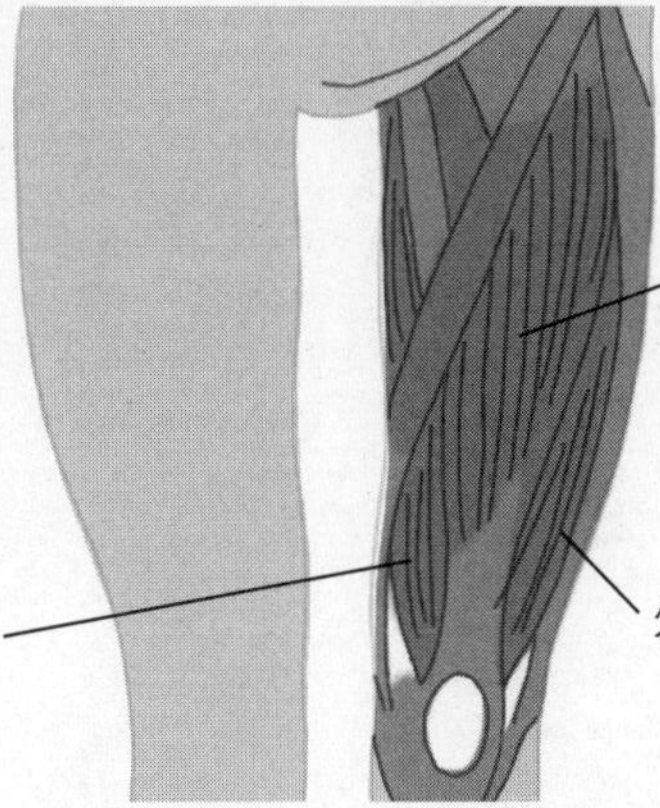

般の人は、ヒザはただぶらんと宙づりのような感じで、立ったりすることもできなくなります。

また大腿骨には太ももの筋肉である「大腿四頭筋《だいたいしとうきん》」という4つの筋肉のうち、3つがへばりつくようにつき、すべてが膝蓋骨につながっています。

大腿四頭筋は「大腿直筋」「外側広筋」「内側広筋」「中間広筋」の集合体です（上のイラスト参照）。身体の中でもっとも大きな筋肉の一つで、歩く、立つ、座るといった人間の活動の最も根幹的な動作に欠かせません。

全身のトータルバランスが大事なので、大腿四頭筋だけ特化して鍛える必要はないのですが、この部分に一定の筋肉量を満たしていないヒザ痛患者が多いことは事実です。

運動不足や加齢にともない筋力が衰えると、特に下半身の筋力が大幅に低下します。

というのも、全身の筋肉は同じ割合で減っていきます。ということは、筋肉量が多い足ほど減りも大きくなる傾向があります。

なかでも、**ももの内側の筋肉（内側広筋）が衰えると、ヒザの内側より外側の筋力が強くなるというアンバランスが起こります**。すると、大腿骨は内側にねじれ、つねに中殿筋や太ももの外側の筋緊張が持続し、次第にヒザとヒザの間が開いていく――これが「O脚」です。

特に女性は、中高年になるとO脚ぎみになってきますが、このような筋力

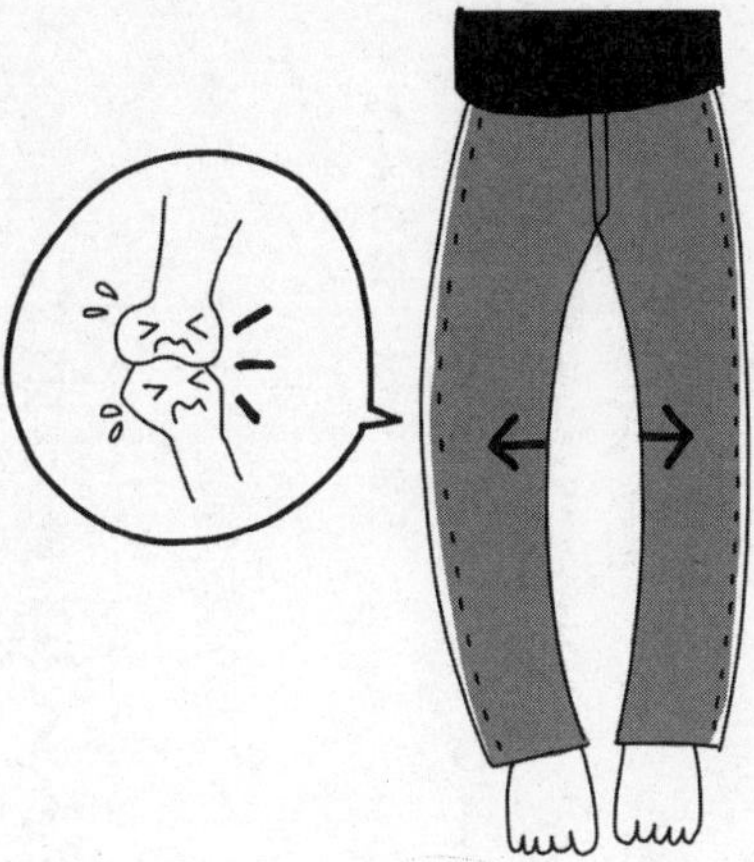

の低下が原因だったのです。

O脚によって外観上ヒザが外側に開くと、ヒザ関節は逆に内側に傾きます。

軟骨を圧迫し、クッション機能を低下させるだけでなく、大腿骨と脛骨がぶつかりやすくなります（上のイラスト参照）。

そうなると、軟骨も骨も摩耗しやすくなるのは当然ですよね？

正常なときよりも大きな摩擦が起きやすいため、痛みも激しくなります。

このようにして、「変形性ヒザ関節症」の症状が悪化していくのです。

ちょっとした身体の使い方で、ヒザは良くも悪くもなる

そして、もう一つの原因は、

③ 身体の使い方が悪い

「身体の使い方が悪い」といわれても、イメージしにくいかもしれません。ちょっと靴の裏を見てみてください。どの部分が重点的にすり減っていますか？ かかとの外側だけ、減りが大きくなっていないでしょうか？

靴の底には、身体の使い方のクセが表れています。外側だけが減っているのは、O脚、もしくはO脚予備軍である証拠。

ほかにも、

「猫背である」

「いつも左足に重心をかけて立ってしまう」

「座るときにいつも同じ側の足を組む」

などなど、**日頃のちょっとした生活習慣のクセによって身体は歪みます。**

身体は一つにつながっているので、どこかにムダな歪みが出れば、その負担は他の関節や器官などに現れます。あちこちに負担をかけ始めます。

以前、このようなことがありました。身長190センチの男性が床に落ちたボールを拾おうとしたときに、アキレス腱を切ってしまったのです。

身体の中心である「体幹」部の関節や筋肉が鈍っていることで、頭や上体の重さや負荷に耐えられない身体の使い方をしたために起こった事故です。

たとえば、物干し竿の端を手で持って垂直に立てた状態から、限りなく水平に傾けると両手で持っていてもつらいですよね。

ましてや、竿の先端に人間の頭と同じ重さの5kgの重りをつけていたら、わずかに傾けるだけでも、負荷が大きくなり、戻しにくくなります。このとき、物干し竿を持つ「手」に相当する部位が、先ほどのアキレス腱を切った人の足〜ヒザだといえます。

一方、釣り竿は大物を釣っても片手で持てるので、反対の手を使い、余裕でリールを回すこともできます。それが可能な理由は、釣り竿には「しなり」があるからです。

本来ならば、体幹（関節、筋肉、バランス感覚など）の働きを引き出すことで上体のしなりを使って下半身の負担を全身に分散させられるのですが、身体の使い方が悪いと、ちょっとしたことがケガや痛みにつながります。

中でも**ヒザに痛みが出やすいのは、ヒザ関節があらゆる動きをする際に〝便利〟であるため。**無理させやすい存在だからです。

とはいえ、ヒザが痛くなる3つの原因のうち、②の「筋力の低下」と、③の「身体の使い方が悪い」は、どちらも自分で解決することが可能です。本書の冒頭で、「ヒザの痛み＝老化現象とあきらめないでください」とお伝えしたのはこのためです。

詳しいやり方は第3章でご紹介しますが、私の考案した「8つのヒザ痛改善法」は、②と③のどちらをも改善する内容になっています。

ヒザが痛いときほど、身体を動かしておく

「変形性ヒザ関節症」をはじめとした、ヒザの痛みを抱える人は、痛みのためヒザをまっすぐに伸ばせない、深く曲げられない人が少なくありません。

症状が進んでくると、ちょっと動かすだけで痛みが走ってしまうため、外に出たり、積極的に行動したりすることを控えようとしてしまうのもわかります。私のところにいらっしゃる方々も、そのように話される方が多くいます。

けれど、**動かさないことこそがヒザ痛にとっていちばんよくないことだと断言します。**

痛いからとヒザを動かさないでいると、関節は固くなり、もっともっと動かなくなります。すると、ちょっとヒザを使うだけで痛みを感じ、さらに動かさなくなる……という悪循環に陥ります。

安静にしていることはヒザだけでなく、身体の機能もどんどん落ちていくことにつながります。

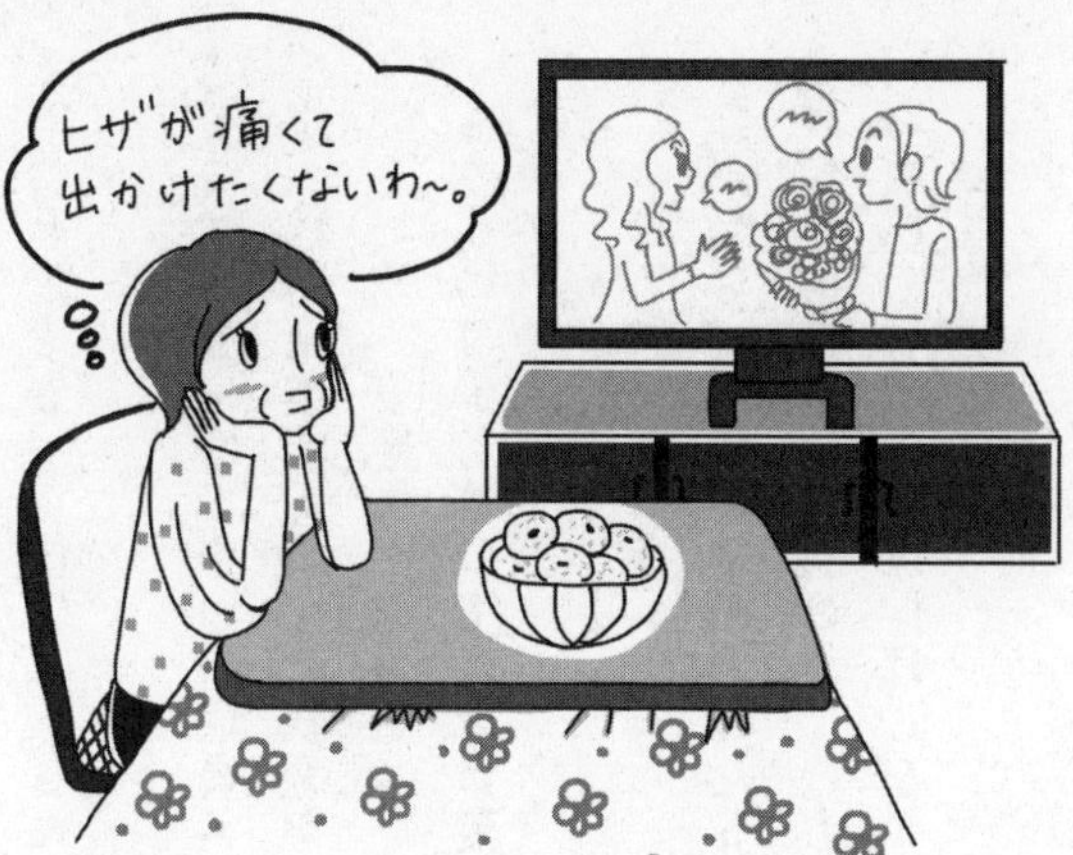

ヒザに痛みを持つ方には、右が治ったと思ったら今度は左、と両方のヒザを痛めてしまうというような二次的な再発も多く見られます。これでは歩くことはもちろん、ひどくなると本当に寝たきりの状態になってしまいかねません。

「痛いときに痛いヒザを動かすなんて、そんな苦痛には耐えられない」

そう思われるのは当然でしょう。

しかし、**痛いときにこそヒザを動かすほうが、ヒザ関節自体の機能は上が**

っていきます。それは、痛みがあるときというのは、脳が動くことを拒否していたとしても、身体は「治したくてしょうがない」状態にあるからです。

じつは、脳には「2つの性質」があります。

1つは防衛本能的に今の状態を変えたくない、新しいことを受け入れたくないという「安定性」の性質。

もう1つは**少しずつであれば変化を受け入れられる「可塑性《かそせい》」という性質**です。

ですから、多少痛みがあったとしても、ヒザを動かすことを意識してください。そのほうが回復は早くなります。

お風呂でヒザの曲げ伸ばしをする、サポーターをつけて散歩をしたりするのもおすすめです。

「ヒザ痛改善にウォーキングがいい」は本当か？

ただし、身体を動かす際に気をつけていただきたいことがあります。

いきなり**「ウォーキング」は避けてほしいのです。**

たしかにヒザの治療を行う場合、動かさないのはよくないことです。また、ヒザの痛みを解消する運動として、病院などでは「ウォーキング」が推奨されています。ですが、ヒザが悪い人にとっては負担を与えるだけ。

実際に、治療にウォーキングを取り入れることでさらに症状を悪化させたケースを、私も何十人ともなく見てきました。

ある60代の女性・Aさんは、ヒザに痛みを感じたために極力動かさないようにして痛みを抑えていました。

薬を服用し、なるべく安静にしていたら痛みが治まったので、ヒザ痛を再発させないようにとウォーキングを開始。すると、以前よりヒザの痛みが重《じゅう》篤《とく》化し、**立ち上がることさえ困難**になってしまったのです。

といっても**ウォーキングがよくないわけではありません。ウォーキングができる身体をつくるのが先だということです。**

ウォーキングを始めた当初から、「なんとなくヒザに違和感があった」とAさんはおっしゃいます。けれど、「病院の先生がヒザ痛にいいと言っていたから」と信じて疑わず、そのままウォーキングを日課として続けていました。

そもそも、Aさんのヒザが痛くなったのは、事故やケガではありません。だとしたら、「筋力の低下」か「身体の使い方が悪い」かによるもの。歩き方にだって、少なからず原因があるはずです。

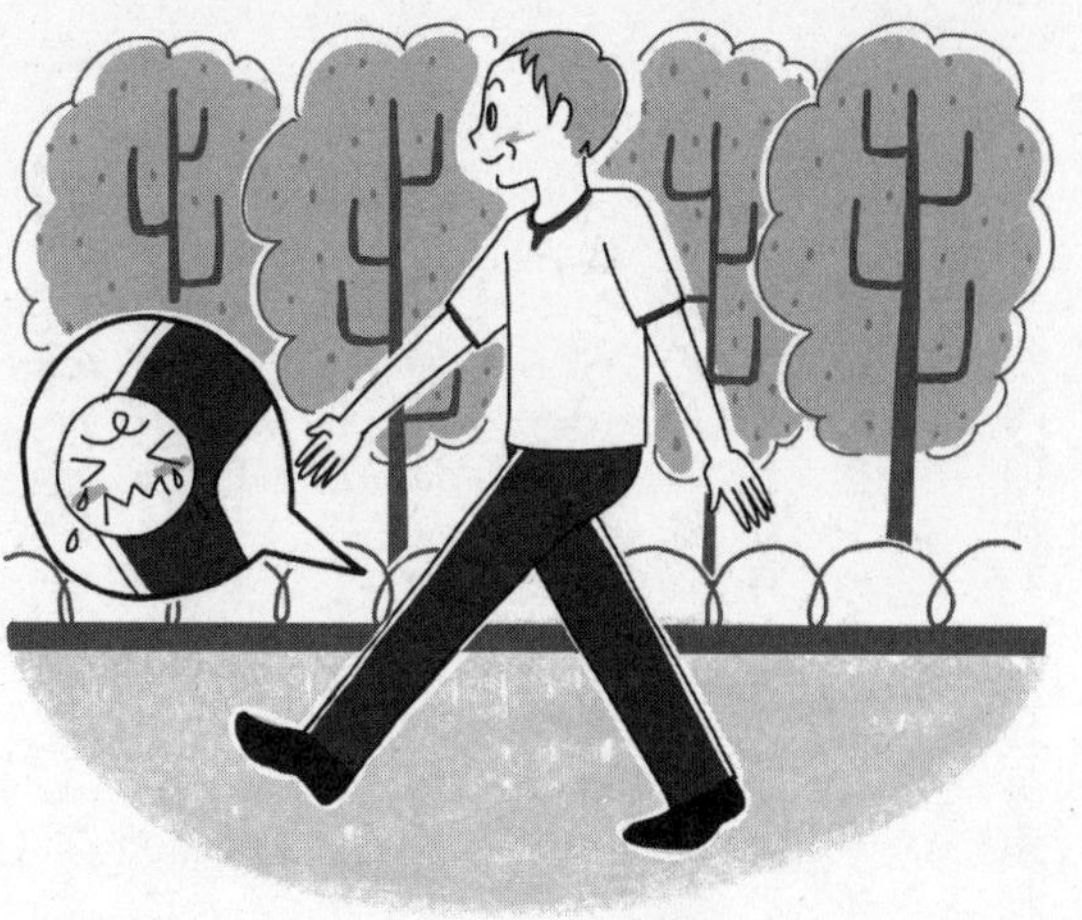

実際に、私が観てきた患者さんを分析すると、**ヒザに痛みがある人の多くがかかとを地面に叩き付けるような歩き方**をしていました。その衝撃が腰に、やがてはヒザへの負担となり痛みを発症させます。

つまり「いくつになっても歩ける」ための関節（体幹、股関節、足関節）と歩くために必要な筋力をつけてから、ウォーキングを始めてほしいのです。

一度治ったからといっても、同じような歩き方をしている限り、痛みは必ず再発してしまいます。痛みがとれた＝治ったではないのです。

起床時の違和感で「ヒザ痛予備軍」かどうかがわかる

では、後にも先にもヒザにまったく痛みや違和感がないという人は、ヒザ痛になる可能性はないのでしょうか？

残念ながら、安心するのは早いかもしれません。というのも、前述したように、ヒザの痛みは経年劣化の結果のようなものだからです。

特に、痛むときもあるけれど、しばらくしたら痛みがないので治ったと思ってヒザ痛対策をやめてしまうケースは要注意です。

「変形性ヒザ関節症」の症状の現れ方や進み方は人によって異なります。

まずは、**「朝起きて、歩き始めたときのヒザの違和感」**を気にしてみてください。これは最も多いヒザ痛の初期症状の一つです。
また、しばらく経つと痛みがひく場合、だましだまし生活してしまうので、痛みへのケアが遅れてしまう場合があります。

このような症状が何度か続くと、当然ながら症状は進行していきます。
痛みがはっきりと自覚できるようになり、ヒザが完全に曲がりきらない、伸びきらない状態になります。正座をしたり、しゃがんだり、階段を昇り降りするのもつらくなってきます。

また、炎症が起きてくるためにヒザの周辺が腫れたり、熱を持ったり……。時にむくむこともあります。

ヒザに水が溜まって、張っているような重くだるい感じになってくると、ヒザからコリコリ、またはガリガリといったような音が聞こえてくることもあります。これは骨の変形が相当進んでいるので、外見的にも関節の変形が目立つようになります。

腰痛持ちは、今のうちからヒザ痛対策もしておこう

また、すでに腰痛を発症している人は、いずれヒザ痛を併発する可能性が高いことがわかっています。その逆の可能性もしかりです。

先ほどヒザ痛の原因として「身体の使い方が悪い」とお伝えしました。

私たちの身体は互いに作用し合いながら、ひとつの動作を行っています。

もし、ヒザ関節に問題があれば、同じ動きをする際にそれ以外の関節や筋肉を作動させ、補おうとするのです。

このようにフォローする機能が上手くいっているうちは、いいでしょう。

ですが、本来別の部分が行うべき仕事をカバーしているわけですから、全体的にひずみが出てきてしまうのは当然のこと。

特にヒザと腰には密接な関係があります。

骨盤の左右にある「腸骨《ちょうこつ》」と「仙骨《せんこつ》」の間には「仙腸関節」があります。

この関節は身体全体のクッション機能を担っています。身体全体の重みを支えたり、外からの衝撃を受け止めてくれたりする場所とイメージするとわかりやすいでしょう。

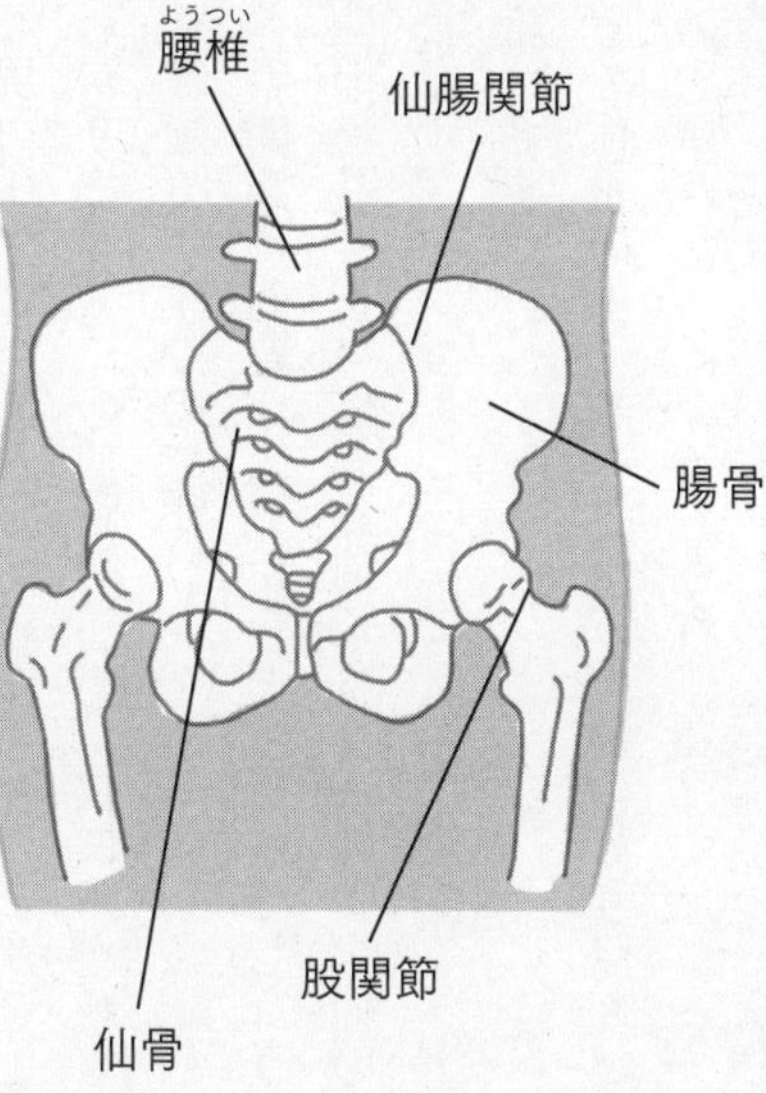

両手の指先をお尻の中央に当て、足を組んだり、ヒザを上げてみると、仙腸関節の動きがわかります。この仙腸関節が正常に働くからこそ、腰やヒザに余計な負担をかけなくてすむのです。

しかし、この仙腸関節に問題が生じたらどうなるでしょうか。

これまで仙腸関節で受け止めてきた衝撃は、そのまま他の関節へのダメージとして変換されます。なかでも、特に大きな力がかかるのが、**腰にある「腰椎」**と**「ヒザ関節」**です。

「ヒザは歩くときで体重の1・5~2倍、階段の昇り降りで2~3倍、走るときは5倍以上の力がかかっているとされています」

と先にお伝えしました。ここに仙腸関節で受け止めるはずの衝撃がかかるようになったら……。ヒザに痛みが生じるのは当然です。

腰椎の場合は、衝撃が伝わる先は椎間板やその周りの筋肉になります。

本来ならば、骨と骨の間にある「椎間板」がクッションの役割をしてくれますが、度重なる負担がかかれば痛みに発展するのはヒザと同様です。

人間が痛みを感じるポイントとは？

ヒザに痛みがあるのはつらいものですが、考えようによっては**身体からの「警告」**だと受け止めることもできます。

人間が痛みを感じる受容器（センサー）は、いくつかあります。

まず、ひとつめは皮膚です。

皮膚には痛みを感じとる「受容器」が無数に分布しています。トゲなどが刺さったり、熱いものを触ったり、そんなときに「痛い」と感じるのは、皮膚にある痛点が刺激されるからです。

そして、皮膚以外に痛みを感じるのが、骨の周りにある「骨膜」と筋肉を覆う「筋膜」の2つ。

前述のとおり、「骨膜」は骨の表面を覆っている膜のことで、骨を保護したり、骨の成長や再生を司ったりする働きがあります。

一方「筋膜」はというと、これは髪の毛ほどの太さの筋線維を数十本束ねている筋肉の膜のこと。それらが複数束になってひとつの筋肉を形成します。

これら2つには、「痛覚神経」という痛みを感じる神経があり、そこを刺激されると人は痛みを感じます。

筋肉痛を思い出していただくと、わかりやすいでしょう。

筋肉は使いすぎて疲労すると、痛みを発します。それは、疲労物質である乳酸が筋肉に溜まり、痛覚を刺激するからだと考えられています。

「筋肉痛になるほど、ヒザの筋肉を使った覚えはないのに……」

そう戸惑うのもわかります。

ですが、自転車も何十年も乗っていれば、さびついて動かなくなってきますよね。それと同じように、人間の身体もただ生活をしているだけで、どんどん動きが悪くなってきます。いわゆる**「経年劣化」**のようなものですが、長年かけてちょっとずつ積み重なった疲労が、痛みを引き起こします。

だからこそ、中高年以降にコリや痛みが現れやすくなるのです。

ちょっとの痛みで大騒ぎするくらいのほうがいい

時々ヒザに痛みを感じる程度なら、その痛みを「ヒザの周りの筋肉がさびついて動きが悪くなっているよ」というサインと捉えてみてはいかがでしょうか。

痛みは急に出てくるものではありません。違和感やちょっとした痛みとして、身体はちゃんとサインを出しています。

怖いのは、その「痛み」にすぐに対応せずに放っておくことです。

痛みを放置すると脳がその痛みに慣れてしまい、痛みを感知するセンサーまで鈍くなってしまいます。

つまり、今までは10段階レベルの2の状態で痛みを発していたものが、レベル4とかレベル5にならないと痛みを感じなくなってしまうのです。

痛みが消えるどころか、どんどん激しくなると感じる理由はここにあります。

痛みを抑えようと痛み止めを飲んだとしても、身体からの警告は無視しています。これは火事が起きているのに、警報器のサイレンを止めてしまったようなもの。

もちろん、警告音が鳴らなくなっても火事はどんどん広がっていくように、ヒザの痛みも警告音を無視しているだけで、本来の原因の解決にはなっていません。

むしろその警告を無視している間に、症状はどんどん悪化している可能性もあるとしたら……。これって、ちょっと怖いことだと思いませんか？

このように、ヒザの痛みは日頃のクセ、長年の行動が引き起こす「生活習慣病」のようなものです。

「筋力を底上げする」
「身体の使い方を高める」

次の章では実際に「8つのヒザ痛改善法」を行い、筋力と身体の使い方を高めていきましょう。

第3章

いくつになっても「歩けるヒザ」をつくる！8つのヒザ痛改善法

まずはどれか1つからでいい！

「歩けるヒザ」は上体（体幹）・股関節・足関節でつくる

では、本章から実際に「**8つのヒザ痛改善法**」を始めていきましょう。

このプログラムでは**8つの体操**を行っていきます。これらはヒザの痛みを和らげながら、身体本来の機能をよみがえらせることが目的です。**1日1つでもよい**ので継続していくことで、痛みはもちろん、ヒザに痛みを感じる頻度を減らすこともできるので、ぜひ一緒にやってみてください。

前の章で、「ヒザが痛いときこそ、動かしてください」というお話をしてきました。とはいえ、実際のところは「痛いときに動かすのはつらい」と尻込みする方が大多数かもしれません。

でも、ご安心ください。

「8つのヒザ痛改善法」は、もちろんヒザの痛みを改善します。けれど、ヒザを施術するわけではないからです。

働きかけるポイントとなるのは、

●上体（体幹）
●股関節
●足関節

の3つの部分。この3つを軽く動かして刺激を与えていくことで、身体全体の機能を高めていきます。

1つでもよいので行うと、他の部分の体操がやりやすくなったり、日常動作もしやすくなるはずです（学習の転移といって何もしない状態から始めることに比べ、習得するためのパターンやコツを身体がつかむという性質があるのです）。

「ヒザが痛いのに、なぜ身体全体を動かすの？」

そう疑問に思われるかもしれません。

その理由は先ほどもお伝えしたように、ヒザの痛みはこれまでの身体の使い方が悪いことも大きな原因だからです。

残念なことですが、軟骨はすり減ってしまうとほぼ元には戻りません。

身体はひとつにつながっていますから、偏った使い方によってある関節に不調が生じると、他の関節がそれを補おうとしてくれるでしょう。

ですが、結果としては、身体全体の関節寿命を早めてしまうことにつながってしまうのです。

一方、身体の使い方や筋肉量は何歳からでも高めることができます。今からやってみようと思ったその瞬間から、身体は変わっていきます。

ポイントは骨の数、関節の数

●上体（体幹）
●股関節
●足関節

この3つを動かすポイントは、「骨の数」にあります。

私たちの身体には、**全身200個余りの骨、約260もの関節**が存在しています。

背骨（頸椎《けいつい》、胸椎《きょうつい》、腰椎《ようつい》）の数は24個。関節については、特に胸椎とそこに隣接する関節は72個もあります。その他、股関節やヒザの関節、手足の関節などを含めるとこれだけの数になります。

特に手足は関節の多い場所です。

手は普段からよく動かしているので、なんとなく多いことが実感としてわかるでしょうか。１本の指に対して３つ（親指は２つ）、手のひらや手首にも多くの関節があります。骨の数は片側の手のひらだけで27個もあります。

足はどうでしょうか？

片側のくるぶしから先に26個の骨があります。

つま先を３６０度動かそうとする意識をもつと大きく円が描けますが、その秘訣は「足首」と「かかと」の動きにあります。足首が曲げ伸ばしできることはご存じのとおり。かかとから先にもたくさんの関節が存在しています。

したがって、「足関節」はさまざまな動きができます。

普段あまり気にしていないかもしれませんが、私たちが**身体を自由自在に動かせるのは、関節があるからこそ**できることです。複雑な動きをする部分ほど、関節の数が多くなります。

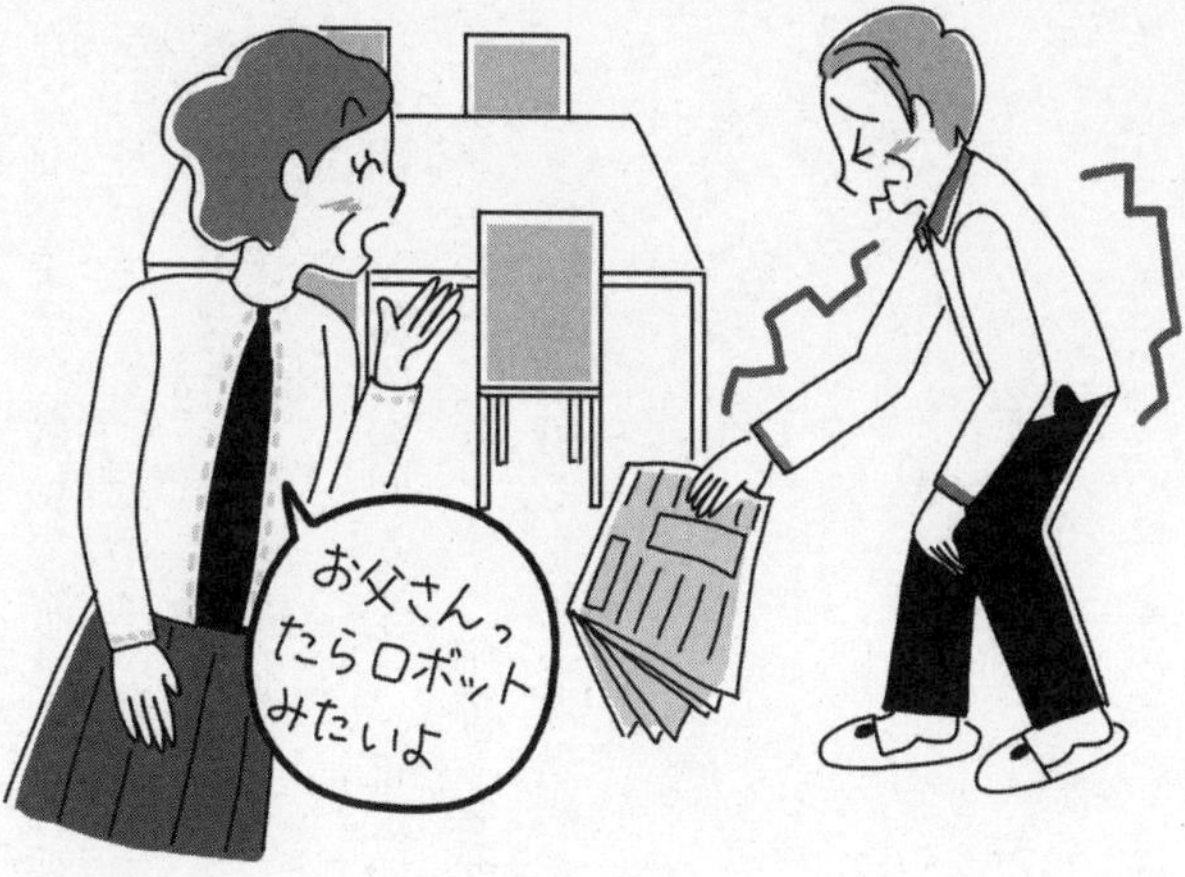

このように身体には多くの関節があるのですが、それを上手く使いきれていない方がほとんどです。

それは、人間の脳と関係があります。人間の脳（身体）は不思議なもので、すべての関節を均等に動かすのではなく、使いやすく、ラクに動かせる関節を優先的に使い、単調な動きをしがたるクセがあるからです。

単調な動きの例として、ロボットを想像してみてください。

ロボットは関節の数が人間より少なく設計されているので、動きはぎこちなくなります。動いているときに関節の動きを見てみると、ギコギコとムダな力がかかっているように見えます。ヒザや腰に集中してストレスがかかることがロボットから教わることができますね。

人間の身体でも同じです。特定の関節だけを使おうとすると、その部分にムリがかかってきます。中でもヒザはもっとも便利に使われる関節ですから、これでは痛みが出てくるのも当然ですよね。

ヒザ痛改善プログラム

では、プログラムの内容を紹介します。行うのは次の8種類。どれか1つだけでもOKです。体操の間は呼吸を止めないようにして行いましょう。

上体（体幹）メニュー

- 肩ヨコヨコ運動
- ヒジプッシュ
- 両ヒザ倒し（ヒップロール）

股関節メニュー

- ヒップ上げ下げ（交互）
- ヒザ抱え

足関節メニュー

- 後ろ歩き
- 片足立ち
- 足内外返し《あしうちそとがえ》

上体（体幹）メニュー

上体（体幹）が衰えると老化につながりやすい

よくダイエットなどで「体幹を鍛えなさい」などと言われるので、言葉自体はご存じの方も多いでしょう。

体幹とは腰やお腹など胴体部分のことで、腹筋や背筋、胸筋などの総称を体幹筋といいます。中でも腰は「身体の要」と書くように、身体の中心にあって上半身と下半身のバランスをとっています。また、さまざまな動作を行うときに**いちばん使われる場所**でもあります。

「大腰筋」は背骨（肋骨の下あたり）と両足の付け根を結ぶ筋肉で、上半身と下半身を支える働きがあります。

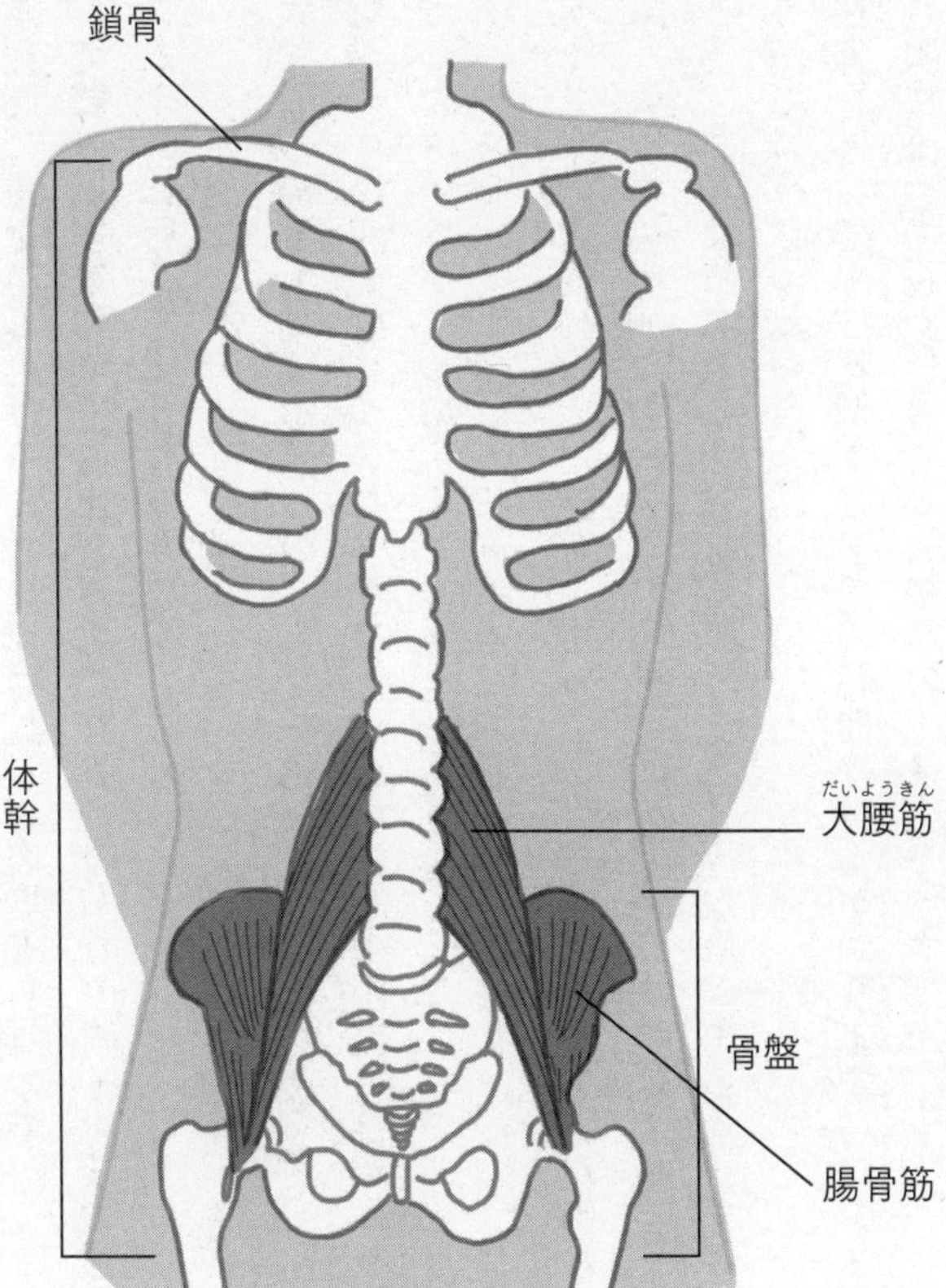
鎖骨
体幹
大腰筋《だいようきん》
骨盤
腸骨筋

歩行時に足を持ち上げるために使われる筋肉でもあるので、ここを鍛えることで**踏み出す動作や立ち上がりの動作がラク**になります。また**重心の移動もスムーズに行える**ようになります。

大腰筋の働きと効能を二つのテーブルを例にご説明します。脚がテーブルの端についたタイプと、テーブルの中央に2本寄り添うようについたタイプ、二つのテーブルをイメージしてください。

テーブルの両端についた脚を1本外すと、途端にテーブルが倒れます。これは、太ももの外側に力の入ったO脚の人のバランスに似ています。一方、柱のように真ん中に2本寄り添うような脚があるテーブルの場合はどうでしょう？

片脚を外しても、転倒するまでの時間は長くかかります。この2本の脚は、重心線に添って長く付着する大腰筋のイメージです。

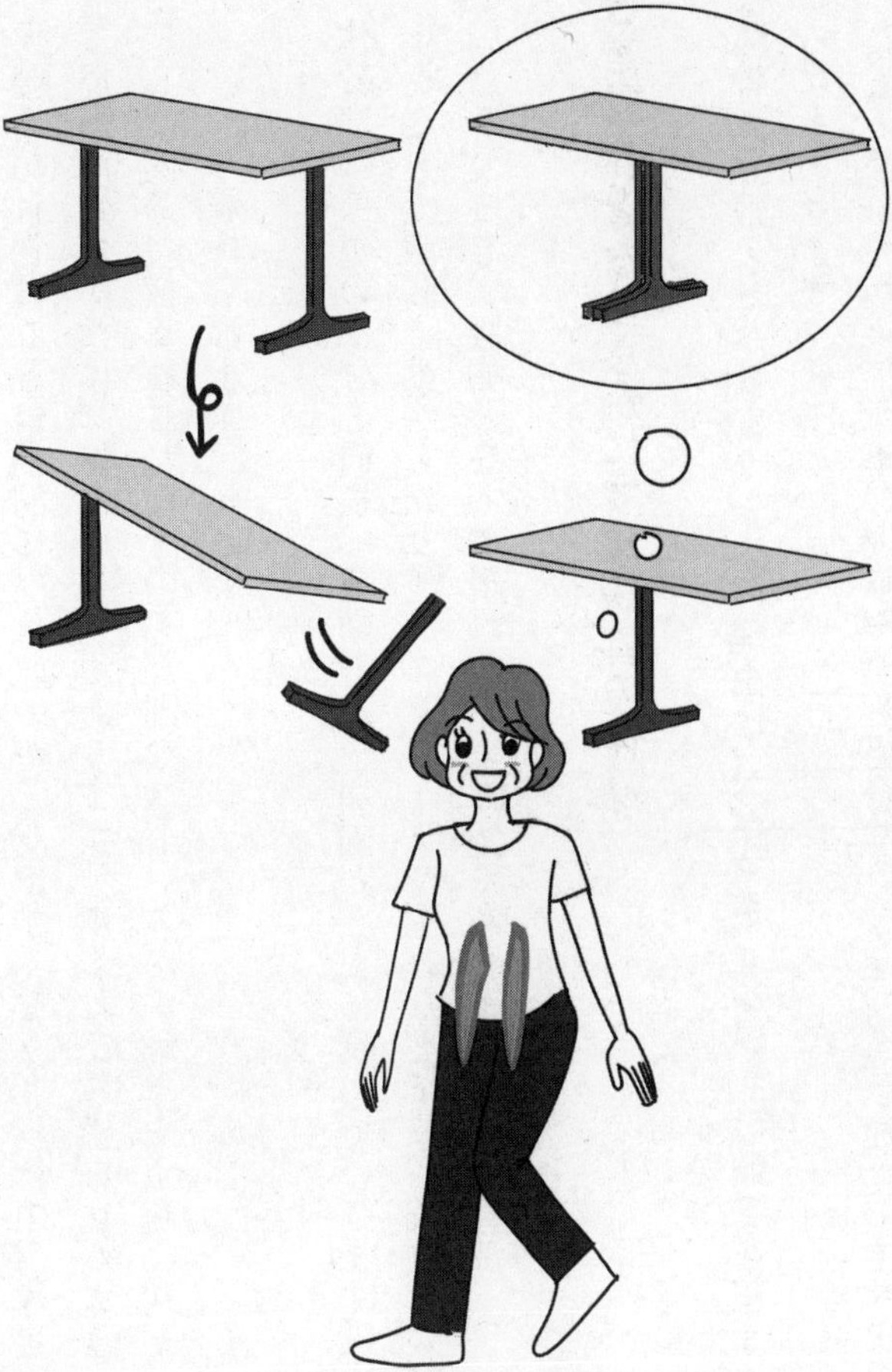

大腰筋が目覚めると自動的にバランスがとりやすくなり、歩行中、片足になる局面で身体が横にブレない利点があります。歩くたびに横ブレが大きいと、ヒザ関節に横やねじれなどの不規則なストレスがかかりやすくなりますが、それも避けられます。

体幹部はほかの部分と同様、運動不足や加齢とともに衰えていきます。スポーツなどで激しく動かしたり、デスクワークや運転などで長時間同じ姿勢でいたりすると、腰痛となって現れることも多くあります。

日常動作をなめらかにする体幹の体操

体幹部を鍛えるべきもう一つの理由は、**〝ギアチェンジ〟の順番を正す**ところにもあります。

たとえば、マニュアル車の運転をする場合、いきなり「5速」で走り出すと、エンジンに大きく負担をかけてしまいますよね。じつは、この5速＝トップギアに相当する部位が「ヒザ」で、1速＝ローギアに相当する部位が「体幹」なのです。

本来ならば、**体幹↓ヒザの順番で身体を動かしていくほうがいい**のですが、筋力の低下や長年のクセなどによって、ヒザ↓体幹の順番で動かすようになってしまいます。そうならないよう、ローギアからのスタートを鈍らせないように、体幹の感度を上げていきたいところです。

また、体幹部（ローギア）から動けないと、ヒザ（トップギア）の回転力で踏ん張って腰で煽《あお》る（反り返り）ようになってしまいます。ヒザと腰はセットで負担をかけやすい関係性もありますので、ぜひとも体幹部のエクササイズに取り組んでください。

腰痛になると、ヒザ痛が発症するのも時間の問題。腰痛とヒザ痛の深い関係性は前述したとおりです。そのため、体幹部の機能を高めることで、ヒザ痛の改善につながるのです。

まずは体幹部メニューで、身体全体にムリのない身体の動かし方、使い方を身につけていきましょう。

❶肩ヨコヨコ運動（体幹並進《へいしん》運動・左右）：大腰筋が目覚める

やり方

①仰向けに寝て、両手を真横に伸ばす

②腰から下は動かさずに、肩甲骨周辺だけを使って肩を右、左、右、左と動かす

※回数や時間は特に指定はありません。効果を感じにくいという場合は最低限25往復行えばよいでしょう。

肩ヨコヨコ運動

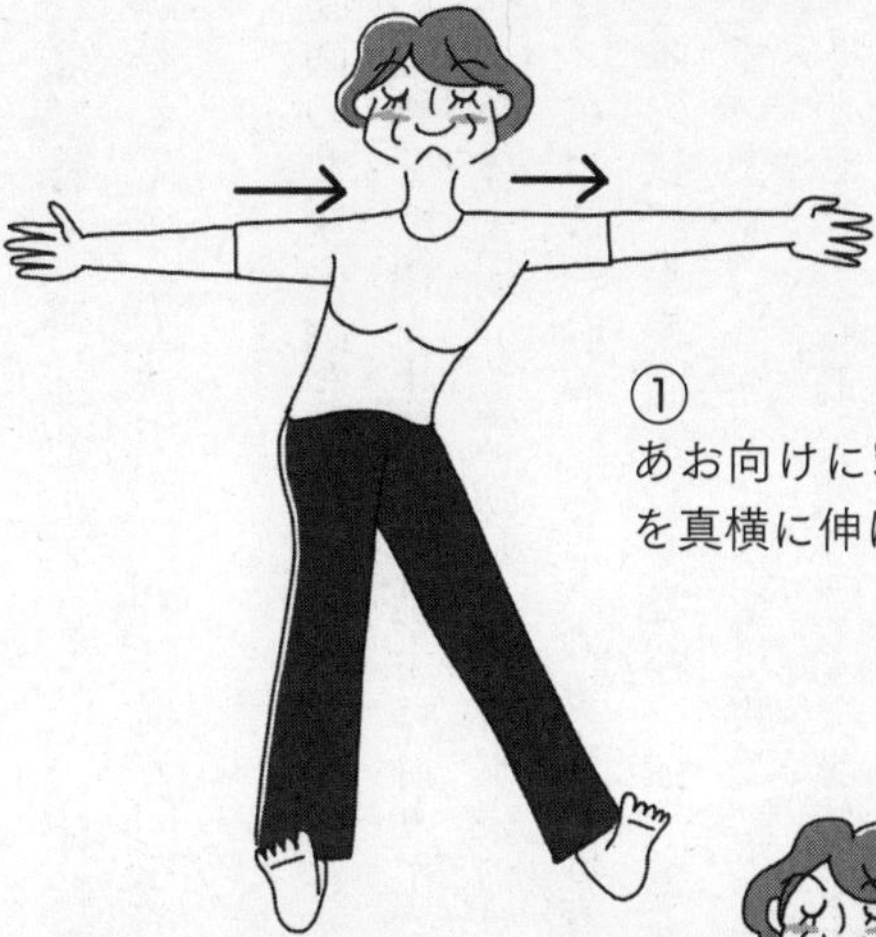

①
あお向けに寝て、両手
を真横に伸ばし

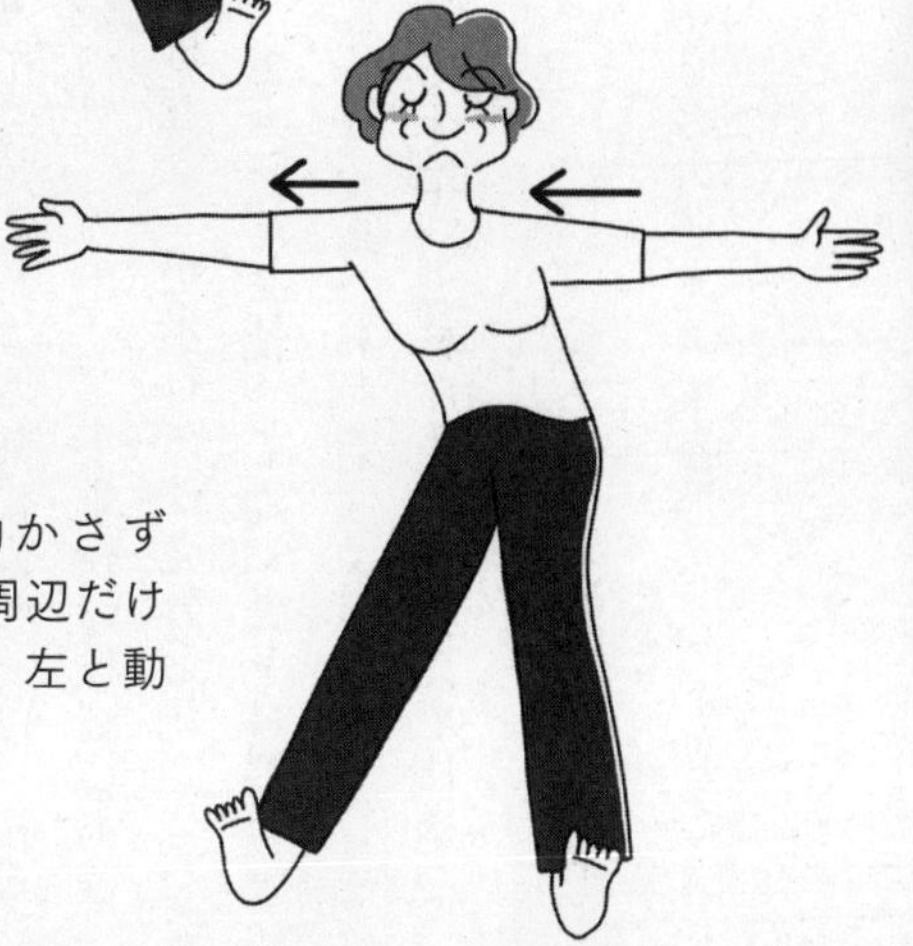

②
腰から下は動かさず
に、肩甲骨の周辺だけ
を右、左、右、左と動
かすイメージ。

これは、肩を左右に動かすことで、体幹部の筋肉や関節（背骨）をゆったりと調整していく方法です。特に横方向への動きを加えることに意味があります。

動物園のサルの動きをイメージするとわかりやすいと思いますが、ヒトの進化の過程で、樹上生活から地上に降りて二足歩行する前に備わった、枝から枝へと身体を振って移動していた本来の動き方です（小学校の校庭にあるウンテイのような動き）。ヒトのカラダは直立二足歩行には充分進化しておらず、木の枝に手を固定して身体を振って大腰筋を使って動くことに都合よくできています。当然、ヒザや足腰で踏ん張るように都合よくはできていません。しかし、大腰筋を使うことで身体の末端へと秩序正しい自然で快適な動きを手に入れられます。

おもに刺激されるのは、「大腰筋《だいようきん》」（p103のイラスト参照）。いわゆる「インナーマッスル」と呼ばれる筋肉です。

大腰筋を目覚めさせる「肩ヨコヨコ運動」の効能をまとめると、

- **筋肉の作用としてラクに足が上がるので、つまづきにくい**
- **転ぶまでの時間が長くなる（転倒をリカバリーしやすい、精神的に安心）**
- **転ぶまでの時間が長いので、スムーズな移動が可能**
- **歩行中に横ブレが少ないので、ヒザに不規則なストレスがかかりにくい**

よく「歳をとると、何もないところでつまずくようになる」と言いますが、これはまさに体幹部の動きが固くなっているからです。自分が思っている以上に、体幹部は動いていないのです。

体幹部分ではなく、肩を動かすのはテコの原理を利用するため。やってみるとわかりますが、体幹そのものを動かすより、体幹から遠い距離にある肩を移動させたほうが、体重の軽い女性でも効果的な刺激（負荷）を得られます。

すでにヒザが痛い場合、痛みをかばうためにバランスの悪い身体の使い方をしていることがほとんどだと思います。左右のバランスが崩れているために、最初はどちらか片方が動かしづらかったりもするでしょう。

ですが、「横に横に」と動いているうちに左右の動きも整ってくるので、ぜひ続けてみてください。**背骨から筋肉をはがすようなイメージ**で行うとうまくいきます。

ムリして横に動かすというよりも、軽く動かしているうちに自然な反復運動のリズムが出始めたら大成功です。

リズムは人によって違いますし、体調もそのときの条件によって変わってくるものです。あわてずに、ムリに動かそうとせずに、身体を感じてみましょう。

❷ヒジプッシュ（体幹並進運動・前後）：前鋸筋《ぜんきょきん》・僧帽筋《そうぼうきん》を刺激

次に体幹を前後に動かしてみましょう。先ほどの肩ヨコヨコ運動の強化法としても、相乗効果をもたらしてくれます。

やり方

①うつぶせに寝て、ヒジから手首までを床につける。ヒジにタオル、胸にクッションを入れておくと身体が支えやすくなる
②肩甲骨を開くようにして背中を上げる（背中が膨らむ感じ）
③ヒジとヒザで支えておなかを浮かせる
④肩甲骨を寄せるようにして背中をゆっくり下げる（背中がへこむ感じ）
⑤背中が十分に下がったらおなかを下ろす

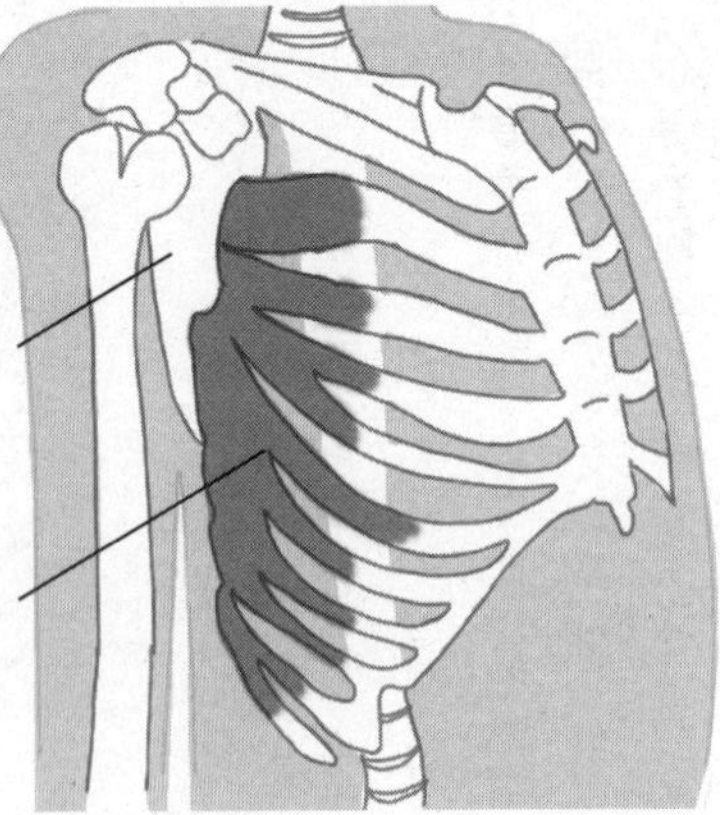

腰が痛む場合や支えているヒザが痛む場合は、おなかを上げなくてもOK。

これは、体幹部にある「前鋸筋《ぜんきょきん》」と肩甲骨の周辺にある「僧帽筋《そうぼうきん》」を刺激する体操です。

「前鋸筋」はろっ骨に沿う筋肉で、体幹を支えるコルセットのような働きをしています。この筋肉の機能を高めることで、立つ、歩く、といった普段の行動がラクになります。

体幹の前後の並進運動が得られるので、下半身の負担を軽減させるための上体のしなやかさがより得られやすくなります。

ヒジプッシュ

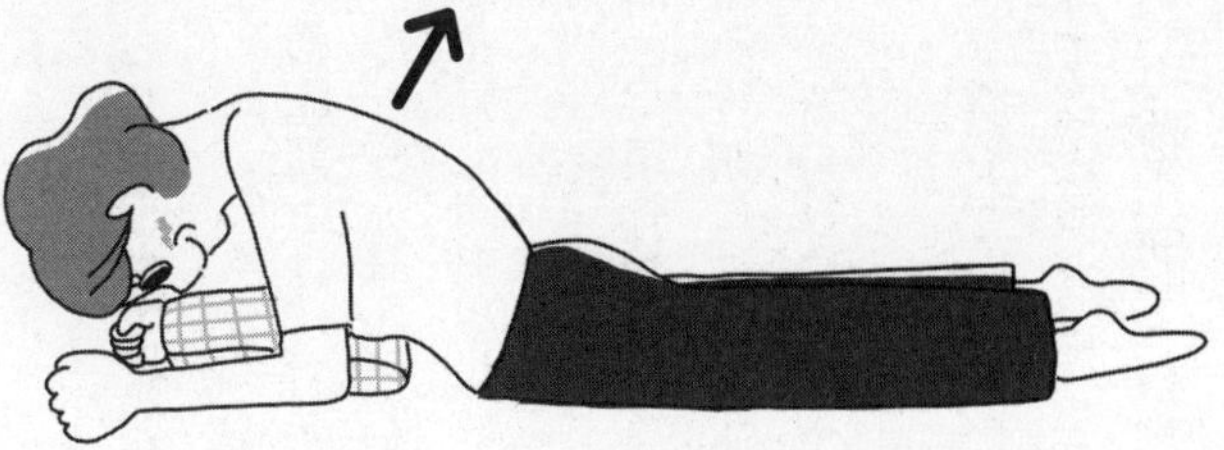

①②③
うつぶせに寝た状態から、肩甲骨を開くようにして背中を上げる。背中が膨らむイメージで。ヒジとヒザで支えておなかを浮かせる。

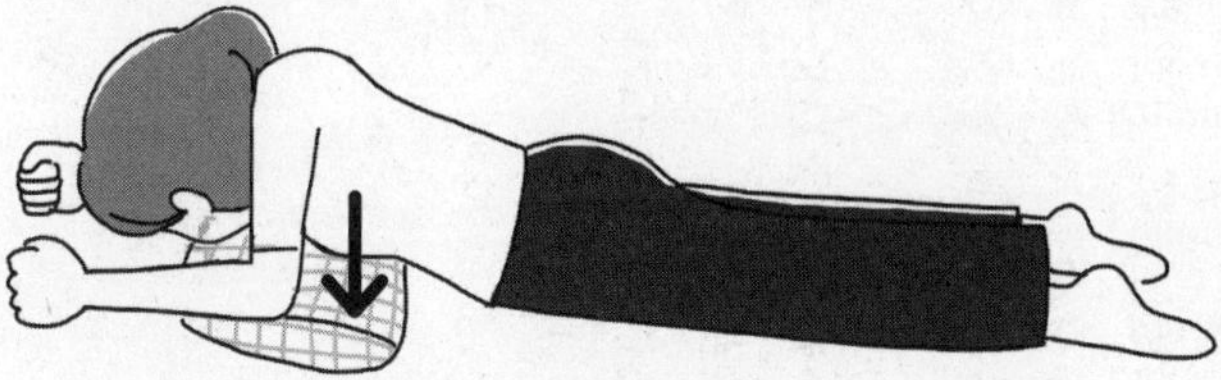

④
肩甲骨を寄せるようにして背中、おなかの順で身体を下げる。
※ヒジは90°か90°よりやや小さい角度がよい

鎖骨をゆらして上半身と下半身のバランスを調整

一方の「僧帽筋」は、首から肩をつなぐ筋肉。肩こりの原因となる筋肉として、聞いたことがある方も多いのではないでしょうか。

でも、なぜ肩の筋肉や体幹がヒザの痛みに関係してくるのでしょう。

その理由は、鎖骨からつながっている肩甲骨、肩甲骨の端にぶら下がっている腕が持つ役割にあります。この鎖骨から腕という大きな部位が、私たちが姿勢を変えるたびに、**バランスを保つためのヤジロベエのような働き**をしています。

ですから、肩や背中に力が入っているとバランスがとりづらく、無意識にヒザの回転で踏ん張り、腰で煽《あお》る（反り返る）ような動きになりやすいのです。

そのため、「前鋸筋」「僧帽筋」といった肩甲骨回りの筋肉が凝り固まっていると、肩から体幹部の連動が上手くいかなくなり、ヤジロベエのようなバランスツールが十分に働きません。

また、体幹部が柔軟に動くことで椅子に座っている姿勢から立ち上がるとき、ラクにスッと立つことができます。

本来できるはずのその動きができないから、ヒザの力を使って立ち上がろうとしてしまうのです。

体幹はさまざまな動作に関わっているので、上手く使えないことによるデメリットは数えきれません。それだけヒザにも負担がかかってきます。

この体操には、肩こりもラクになるうれしい効果があります。腕の力ではなく、あくまでも肩周りの力を使うよう意識して行ってください。

❸ 両ヒザ倒し（ヒップロール）（体幹並進運動・上下）：背骨の圧迫を解放し、股関節を柔らかくする

やり方

①両ヒザを立てた状態で仰向けに寝る
②両ヒザをつけたまま、足全体を左に倒す
③元に戻したら、次は右に倒す。この左右に倒す運動を繰り返す。上半身はなるべく動かないように注意する
※3～6回で十分ですが、腰やヒザが痛いときは肩ヨコヨコ運動で対応しましょう

できれば布団の上などのやわらかい場所よりも、畳の上など固いところで行ってください。

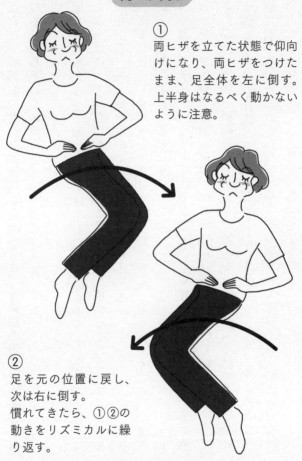

両ヒザ倒し

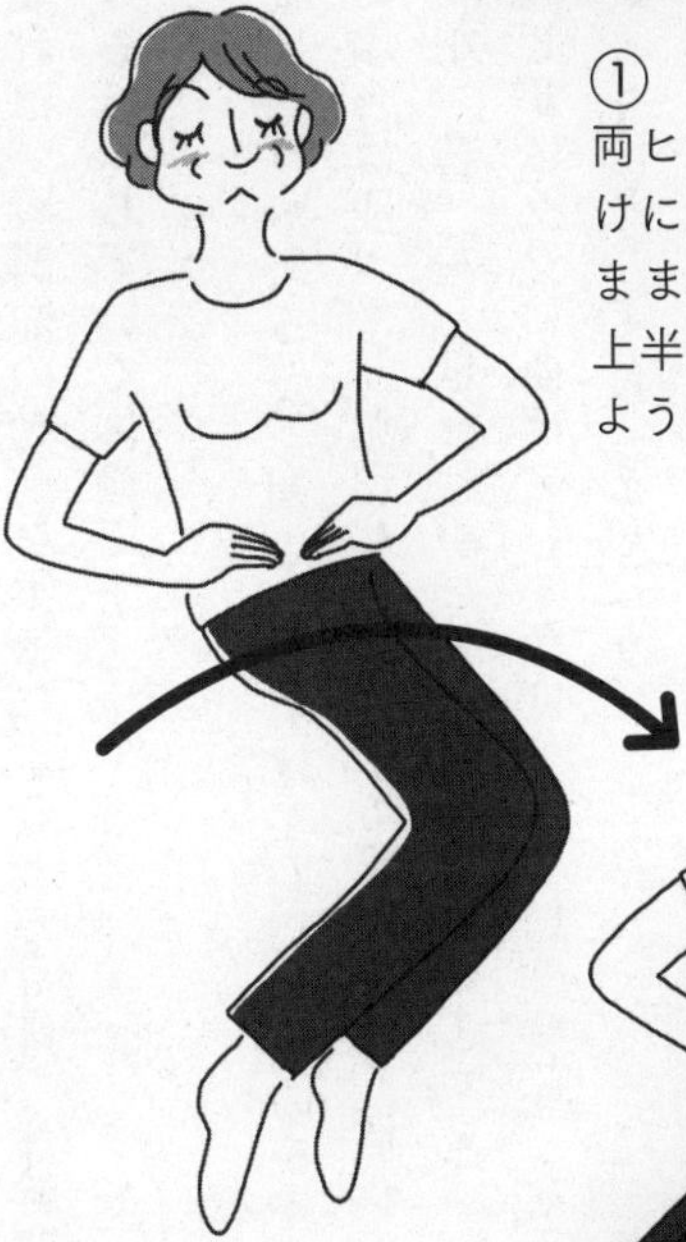

①
両ヒザを立てた状態で仰向けになり、両ヒザをつけたまま、足全体を左に倒す。上半身はなるべく動かないように注意。

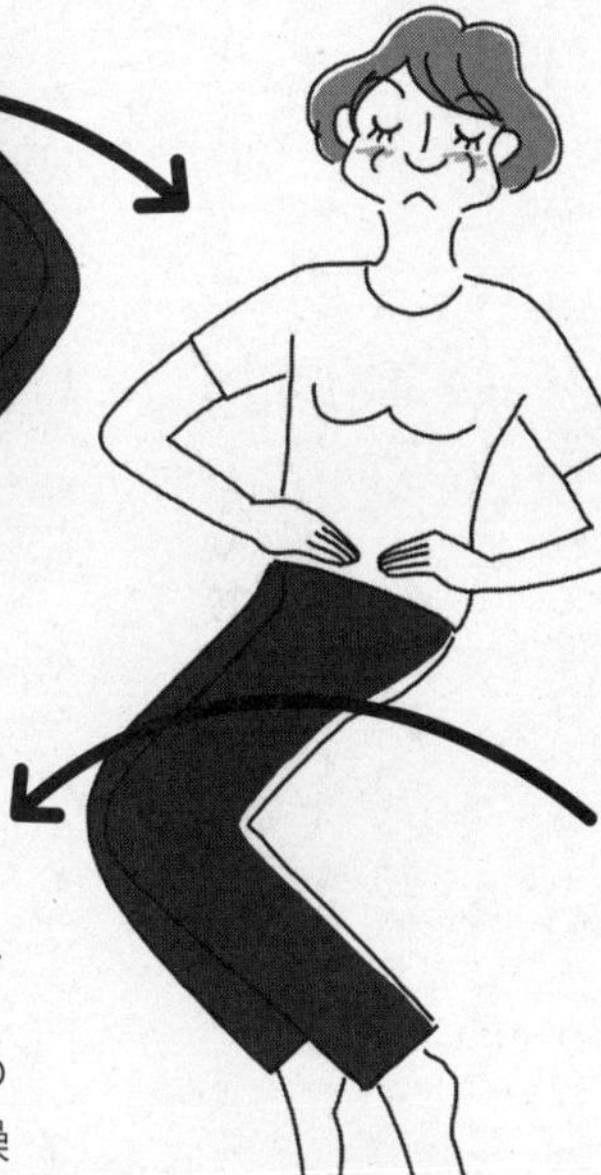

②
足を元の位置に戻し、次は右に倒す。
慣れてきたら、①②の動きをリズミカルに繰り返す。

これは、股関節の動きを柔軟にするとともに、**体幹部の関節や筋肉のこわばりもほぐしていく体操**です。

腰に痛みがあると、初めのうちは左右に倒すのがキツイかもしれません。その場合はゆっくり無理せずに行ってください。慣れてくればリズミカルに右、左、右、左と足を動かしていけると思います。

両ヒザはラクに曲げられる角度でかまいません。なるべくヒザの間が離れないよう注意して行いましょう。

足や腰がリラックスして上手にできると、足や腰の重さと加速度による遠心力で身体全体が下方向（足側）へ引っ張られてズレ動いていきます。

その場合、両手を頭の後ろで組むと、重心が上半身側へ移動するので、両ヒザ倒しをしても身体が下にズレにくくなります。その分、体幹部（背骨）が縦に引っ張られる負荷が増すので、引っ張られてはヨーヨーのように弾性で戻ってくる体幹の「上下運動」が実感できるでしょう。

股関節メニュー

股関節を強化すると、ヒザへの負担がグンと減る

股関節は、身体の中で最も大きな関節の一つ。上半身と下半身をつないで体重を支えつつ、立つ、歩く、飛ぶ、蹴る、などさまざまな動作をこなします。

股関節は、先端が球状になった太ももの骨「大腿骨」が骨盤の両側にある「寛骨臼《かんこつきゅう》」という大きなくぼみにはめ込まれた形状になっています（p123のイラスト参照）。

ヒジやヒザの関節は曲げるか伸ばす方向にしか動かせないのに対し、股関節は曲げたり、伸ばしたり、回したり……とあらゆる方向に動かすことができます。肩関節もそうですが、可動域は関節のしくみによって差がでます。

股関節は立ったり歩いたりするときの支点になるので、上手く使えていないと、他の関節、たとえばヒザ関節などがその役割を果たすことになります。

そうなると負担が増えて……そう、痛みにつながります。

先ほど「多くの人が体幹を上手く使えていない」という話をしましたが、**上手く使える体幹を乗せながらなめらかに転がってくれるのが股関節**のイメージです。ヒザ痛改善には、**股関節と体幹**をどううまく機能させるかがポイントになります。

ここで実験です。携帯電話をテーブルに置いて、片手の指先を表面にあてて動かしてみてください。強い力でも動かせないと思います。

次に携帯電話の下にボールペンを置いて、同じように動かしてみてください。指1本で軽く動くはずです。この台車の動き（重いものを乗せて動かせる）が股関節です。この働きが鈍くならないよう股関節の体操を紹介します。

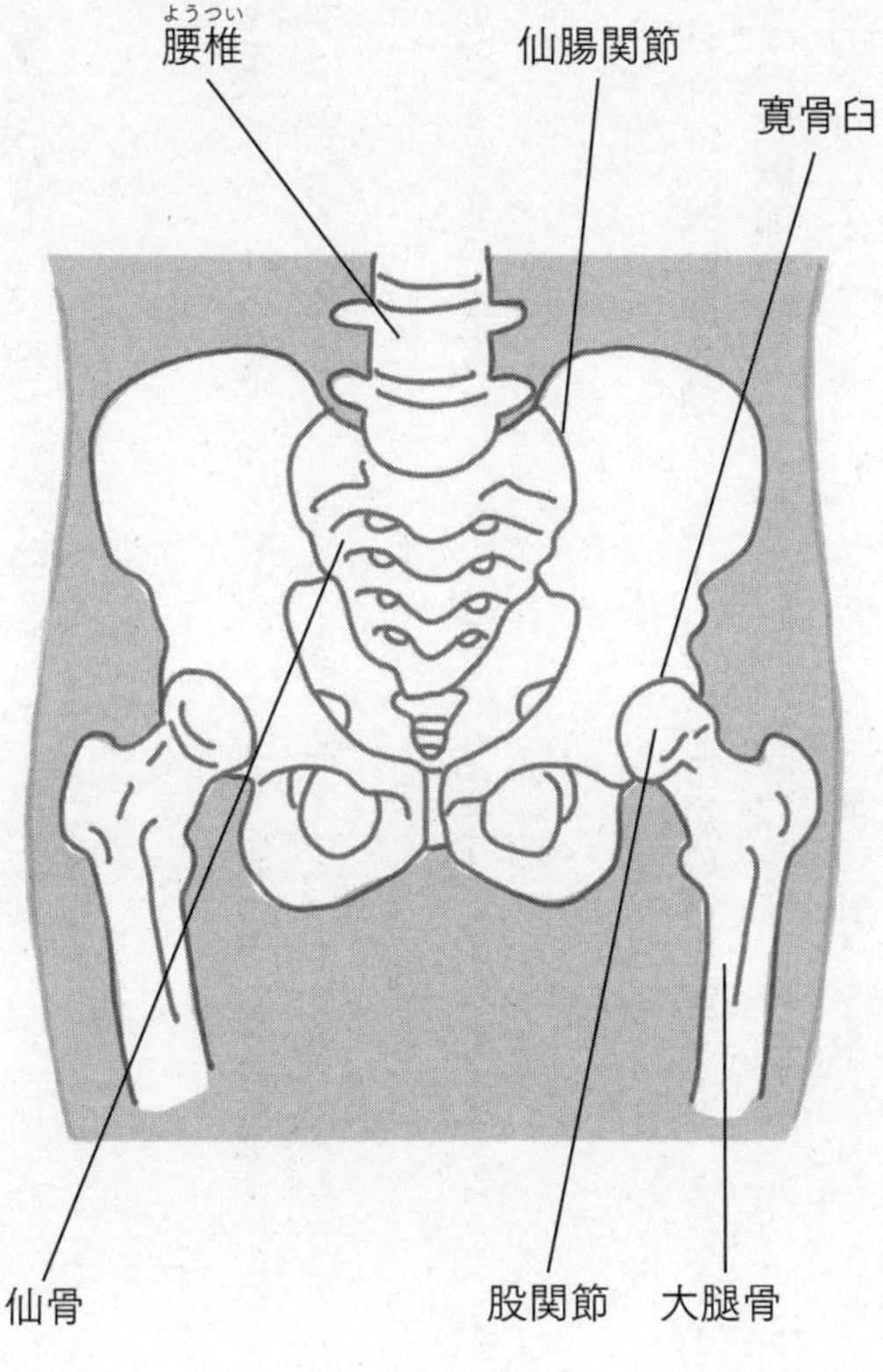
腰椎《ようつい》
仙腸関節
寛骨臼
仙骨
股関節
大腿骨

④ヒップ上げ下げ：股関節の動きをよくする

やり方

①足を肩幅の1・5倍くらいに開いて立つ。腕はラクな状態で下ろしておく

②ヒザは曲げずに伸ばした状態のまま腰を右、左と順に突き出す。左右合わせて10～20回程度行う

③足の開きを肩幅程度に狭めて②を繰り返す。慣れてきたらテンポよく動かす

この体操は、**股関節を動かしやすいように足の幅を変える**ことにポイントがあります。股関節の動きにこだわらず、動かしやすい足幅で始めてください。

一般的に足を大きく開いたときには股関節の動きをやわらかくし、狭めたときには太もも、腰の筋肉のストレッチになります。

ヒップ上げ下げ

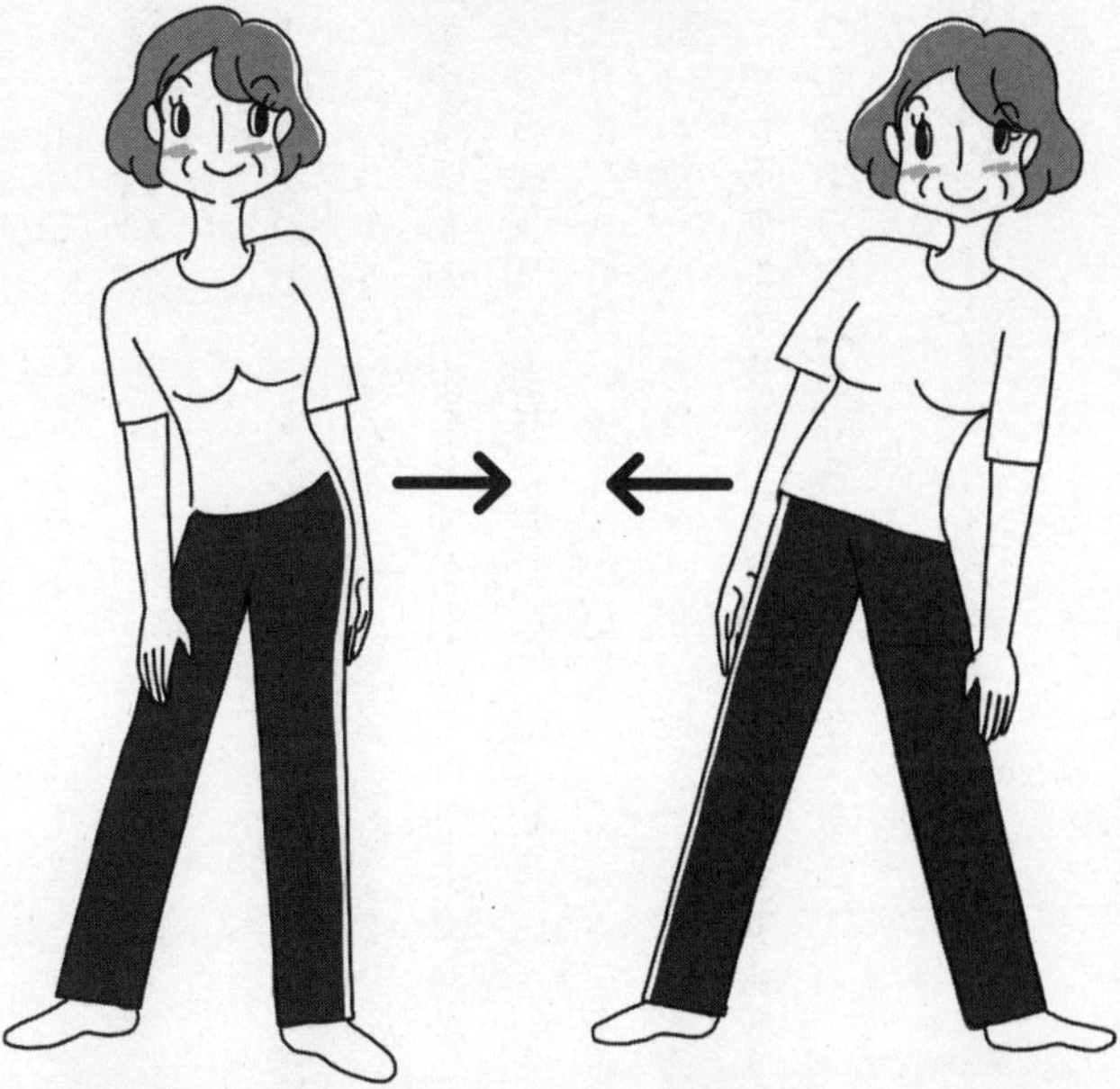

②
次に左と順に突き出す。右、左、右、左と動かす。

③
慣れてきたらテンポよく10～20回繰り返す。

①
足を肩幅の1.5倍くらいに開いて立ち、腕はラクな状態で下ろしておく。ヒザは曲げずに伸ばした状態のまま腰を右に突き出す。上体はなるべく傾けないように。

大きく開いているときは内もものあたりに、幅を狭めていくと太ももの外側や腰に刺激を感じるはずです。

ヒザに痛みがあって歩くのが困難でも、股関節や腰の動きが柔軟になるとラクに歩けるようになるケースは多々あります。逆に腰痛がある場合には、腰にかかるはずの負担をヒザが引き受けるともお話ししました。

このように人間の身体は精巧にできていて、それぞれの役割をカバーし合えるようになってはいます。ただし、いくら2つあるとはいえ、腰という大きな部分が負うはずの負担をヒザが担うには無理があります。

そこで、股関節の出番です。**股関節の動きをよくすることで、腰痛とヒザ痛の2つのトラブルも和らげる**ことができます。

⑤ヒザ抱え：可動域を広げる

やり方

①ヒザが90度に曲がるような椅子に座る

②右足を持ち上げ、両手で抱えるようにして、胸のほうへ引き寄せる。5～10秒その状態を保ったら、いったん力を抜く

③右足を両手で支えながら、左肩につけるように引き寄せる。5～10秒その状態を保ったら、いったん力を抜く

④右足を両手で支えながら外側に伸ばす。5～10秒その状態を保ったら、静かに足を下ろす

⑤左足も同様に②～④まで行う

この体操は、**股関節の可動域を広げるために行います**。

股関節を動かす場合、じつは股関節自体を回そうとするより、ヒザを動かしたほうが、結果的に股関節がスムーズに動きます。

筋肉の中心が車のタイヤが転がるような動きを引き出す体操です。また、

無理のない抱え込む角度でヒザを小さく回したり、わずかなひねりを加えるとタイヤがすべったりスピンする動作が加わるため、より股関節の動きが大きく拡大します。

おそらく痛みのあるヒザと同じ側を行うほうが、キツイと感じるでしょう。足の動きが鈍っているからこそ、痛みとして現れているということです。ゆったりと弱い力でていねいに。時間がある場合は2~3セット行うことでセットごとに現れる効果が確認できるでしょう。

イスの高さが低すぎると、かえってヒザを痛める可能性があるので注意してください。また、ヒザが曲げづらい場合は無理をせず、できる範囲で行いましょう。結果的に太ももの動きもパフォーマンスが上がります。

股関節が外れやすい人や心配な場合は、内側への抱え込みは控えめで行ってください。

ヒザ抱え

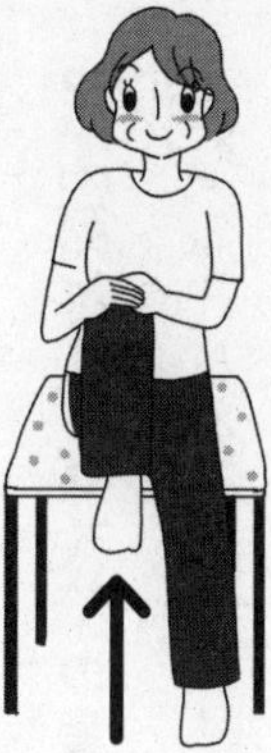

①
ヒザが90度に曲がるような椅子に座る。

②
右足を持ち上げ、両手で抱えるようにして、胸のほうへ引き寄せ、5～10秒キープ。いったん力を抜く。

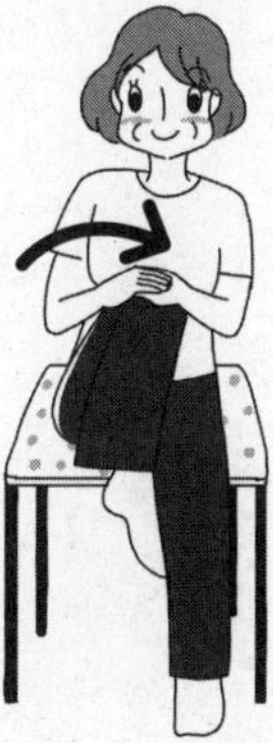

③
右足を両手で支えながら、右ヒザを左肩につけるようなイメージで引き寄せる。5～10秒その状態を保ったら、いったん力を抜く。

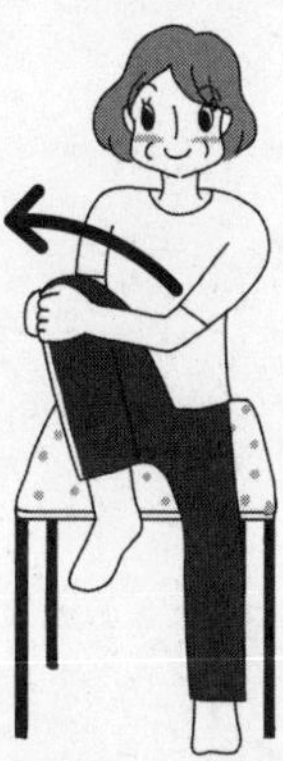

④
右足を両手で支えながら外側に伸ばす。5～10秒その状態を保ったら、静かに足を下ろす。

⑤
左足も同様に行う。

足関節メニュー

足関節はヒザ痛改善の盲点だった

足は歩くときに最初に衝撃を吸収してくれる場所です。足で十分に衝撃を吸収できないと、そのシワ寄せがヒザにくるため、関節の中でも日頃からストレスのかかりやすい場所だといわれています。

本来ならば、人間が歩くときは小指から着地し、徐々に外側のラインを通って徐々にかかとのほうへ、さらに内側のラインへと力を移動させ、最後につま先で地面をけり出すという動きを繰り返すようにできています。

この「小指→外側のライン→かかと→内側のライン→つま先」というル

ートで力がきちんと移動できるほど歩幅が伸びます。これが、いきなりかかとから着地したり、内側から着地したり、脚の裏全体でパタパタ歩くような悪いクセがついていると、歩幅が伸びないばかりか衝撃吸収も不十分で**足の裏の関節の動きや機能、感度までを低下させてしまいます**。

さらに足の裏には、歩くときに地面から受ける衝撃を和らげるクッションとしての役割があります。

ですが、運動不足や加齢により筋肉が衰えるとその機能が衰え、ヒザや足首にそのまま歩いたときの衝撃が伝わりやすくなるのです。

歩くときにはヒザには体重の1・5~2倍もの衝撃がかかる、とは先にお話ししました。そこにクッション機能が弱まることでさらに衝撃がかかるとしたら……。

前述の通り、複雑な動きをする足には骨の数や関節も多いのですが、〝3

階建て構造〟になっていることをご存じですか？

順番は地面に近いところから、かかとの骨である「踵骨《しょうこつ》」、その上に「距骨《きょこつ》」、そして脛の骨である「脛骨《けいこつ》」の順。

「踵骨」と「距骨」の関節でひねったり、前後だけでなく左右に振り子運動したりする役割、「距骨」と「脛骨」で足首を前後にまねく役割を、それぞれ担っています。

この**1階部分の「踵骨」と2階部分の「距骨」の間にある関節の動きの悪さが、ヒザ痛を引き起こす要所**です。

スポーツでもやっていない限り、大人になってから足首をぐるぐる動かす機会はほとんどなくなります。動かさないと固くなり、上手く使えなくなるのは他の関節と同様です。ひねる、左右に動かす、という動作をヒザを使って行うようになってしまうのです。

足の裏と足首。おもに足関節メニューでは、この2か所を意識して取り組んでみてください。

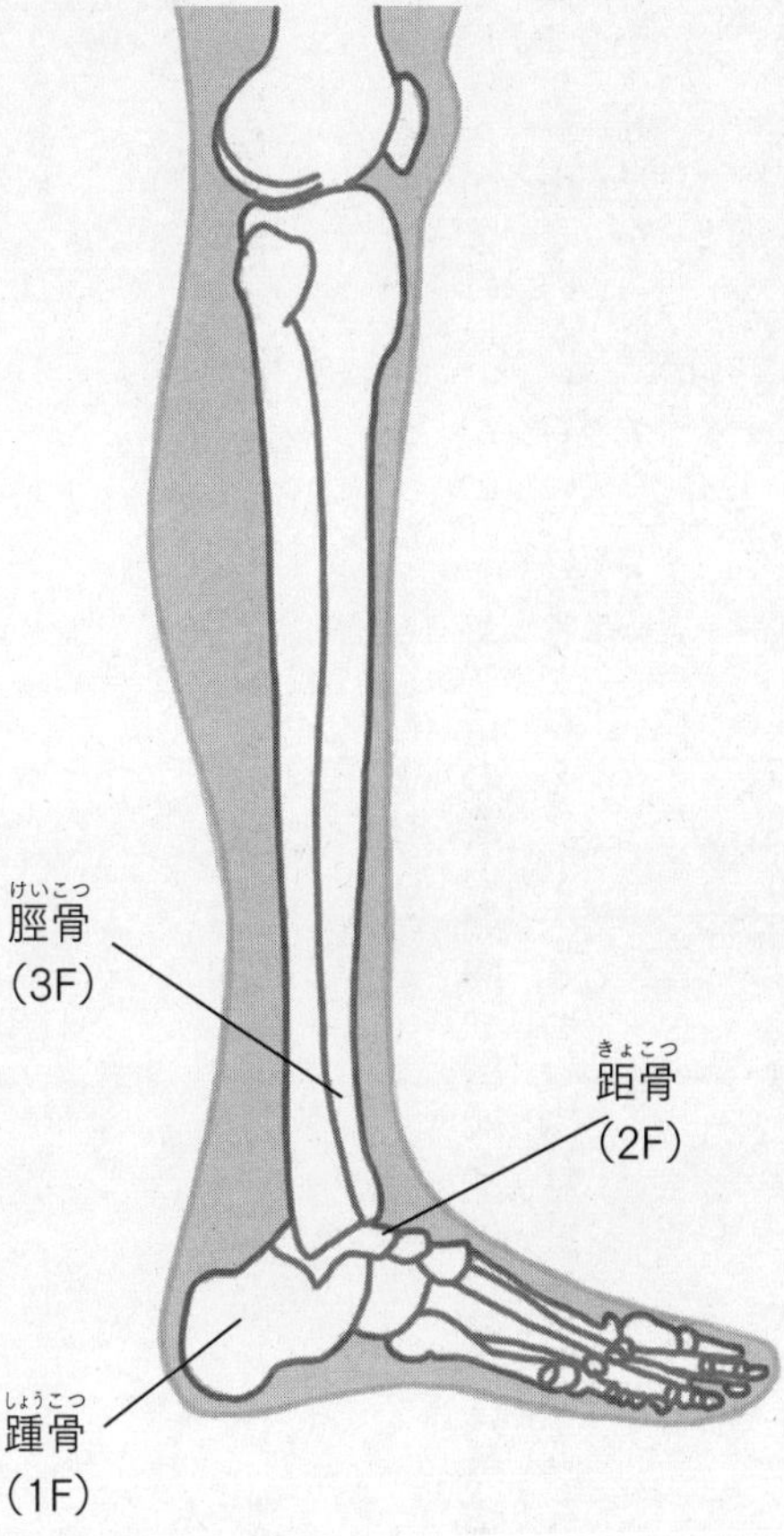
脛骨《けいこつ》
（3F）
距骨《きょこつ》
（2F）
踵骨《しょうこつ》
（1F）

❻後ろ歩き：足裏の筋肉・機能アップ

やり方

①後ろ向きに10～15歩歩く
②向きを変えて元の位置まで後ろ向きで同じように歩く

簡単すぎて拍子抜けされたかもしれませんね。
ただ後ろ向きに歩くだけですが、**足の裏の筋肉や機能を高めるには最適な体操**です。歩くのがつらい、後ろが見えなくてこわい場合は壁や手すりなどにつかまりながら行ってください。

後ろに歩くと、かかとからではなくつま先から接地することになります。
すると、通常歩行よりも1ステップの動作が終了するまでの時間が長くな

後ろ歩き

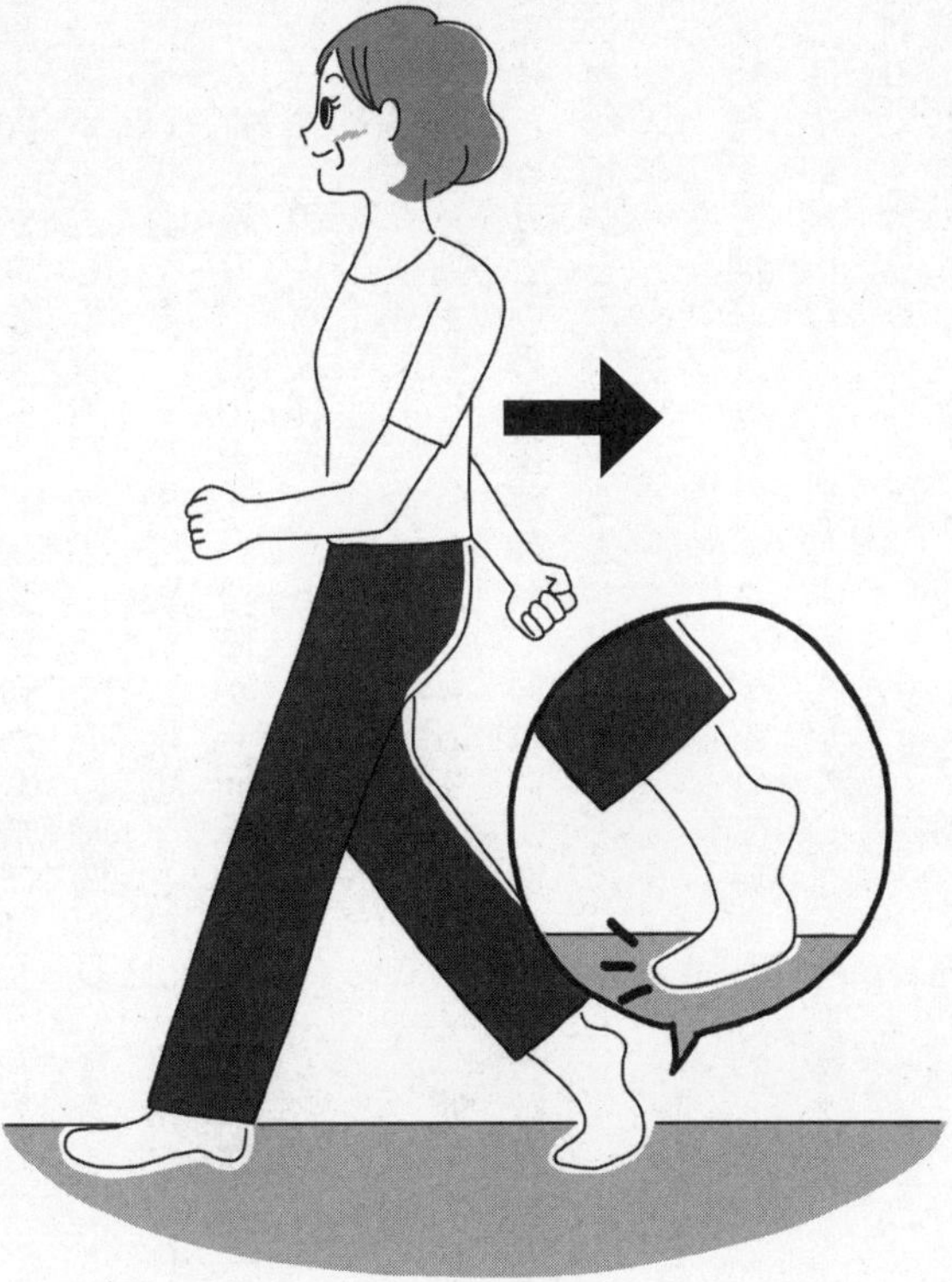

ゆっくりとしたペースで行うこと。
10～15歩を目標に！

り、衝撃力が下がります。これは高い台から飛び降りるときに、ウレタンマットを設置することで着地が終了するまでの時間が長くなることと同じです。ヒザが痛い場合でも、その場で跛行《はこう》（疾患などにより正常な歩行ができない状態）がなくなり、筋力を早い段階から回復させられる、知っておくと安心な「救急箱」のような体操でもあります。

また、慣れない動きをしていることもあり、自然と足の動きに意識的になり、**つま先→かかとへの体重移動がていねいにゆっくりと行われます**。すると、足の裏の機能を取り戻すことができるのです。

足の指には手と同じようにたくさんの感覚受容器が備わっているので、足の指やつま先の筋肉など、普段使われていない部分を刺激することによって脳の活性化にもつながります。

慣れてきたら、できるだけ大きく後ろへステップすることをオススメします。これによって内転筋が強化され、O脚改善につながっていくことが期待できます。また、大きなステップ幅は大腰筋も刺激しますので、さらなるO脚改善や転倒予防対策の効果も期待できるでしょう。ただし、慣れないうちに、無理のないステップの大きさで行ってくださいね。

屋外だと障害物が多かったりするので、まずは家の中で試してみましょう。歩くリズムがだんだん速くなってきたら、筋力が上がっている証拠です。たったこれだけのことなのですが、その後普通に歩いてもらうと、今までよりヒザの痛みがラクに感じられると思います。

私の施術室でも、後ろ歩きをやってもらうのですが、「最初は怖くておそるおそるしか歩けなかったけど、一度歩いてみると意外と楽しい」とみなさんおっしゃいます。実際に徐々に歩くスピードもアップしていきます。

❼片足立ち：足裏の機能が高まる

やり方

①右足を上げて左足で立ち、20秒その状態を保つ

②ゆっくり右足を地面に戻す

③左足も同様に行う

※最初に20秒立てないなと感じたら、手すりや壁に手をついて行う。または時間を短縮して行う。

徐々に立てる時間を増やして最終的に左右とも**20秒ずつ立てるようになるのが理想**。20秒立てれば、足の裏の筋力も体重を支えるだけの筋力が十分だからです。

片足で立っているとき、足の裏ではバランスをとろうと必死で筋肉を動か

片足立ち

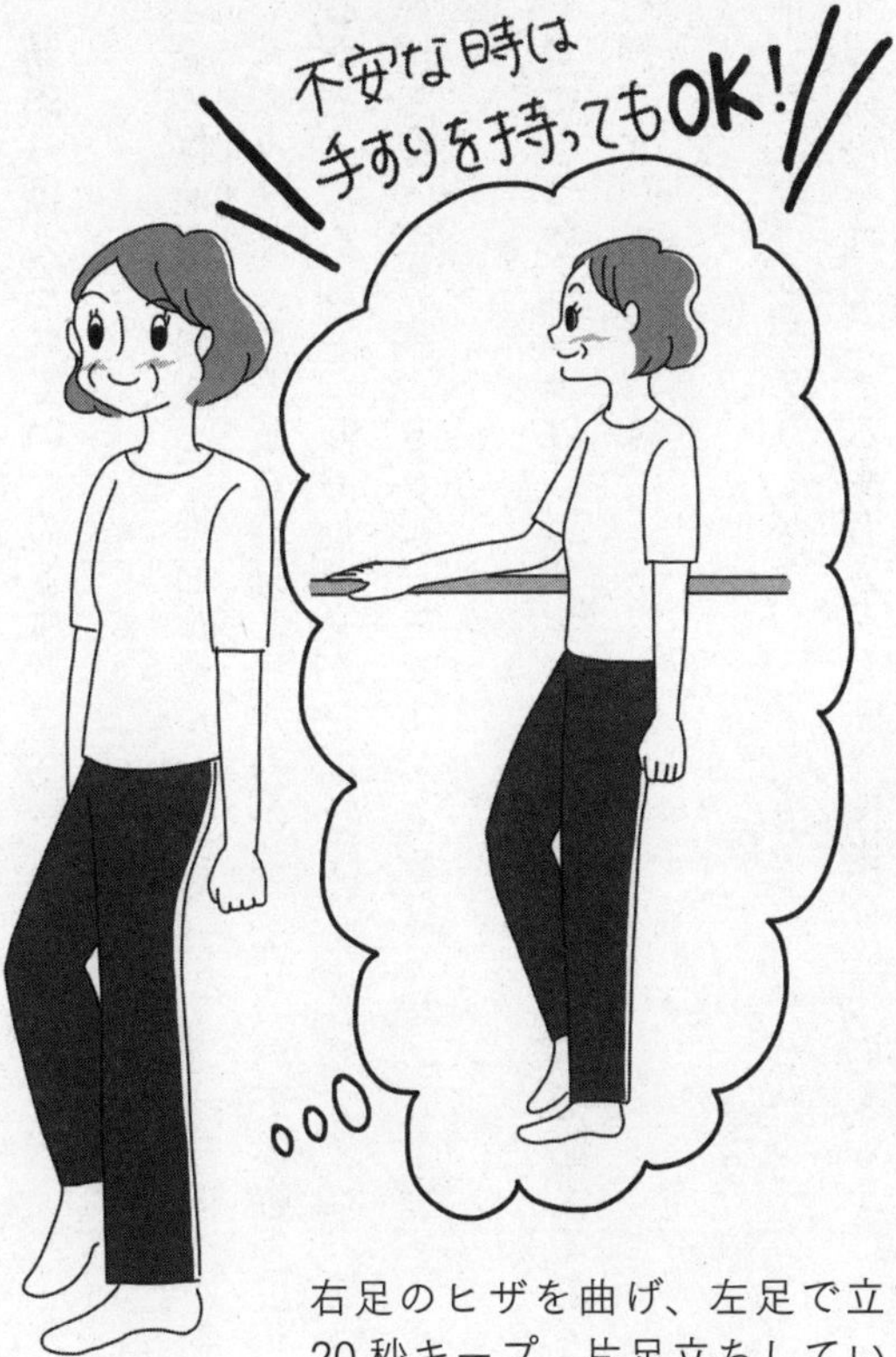

右足のヒザを曲げ、左足で立ち20秒キープ。片足立ちしている側の手でヒザやすねをタッチすると、よりバランス力がアップ！

しています。地面を捉えようとするため、**足裏の感覚が研《と》ぎ澄まされると同時に、筋肉も鍛えられていく**のです。

足の裏の機能を高めると、地面をつかむ力がついてきますので、転倒防止にもつながります。踏み込んで押し出す力が強くなるので歩幅も広がります。足腰が弱ってくると、転倒しやすくなるのはご存じですよね。怖いのは転倒が原因となって、寝たきりになるケースも少なくないことです。

いくつになっても「歩けるヒザ」をつくるために足裏を鍛えておくことは、大変有効です。

以前、こんなことがありました。

ヒザの痛みを抱えたある患者さんに同じ体操をやってもらったところ、片足で立つことができず、なんとか立ててもグラグラした不安定な状態でした。

そこで、最初は壁に手を触れながら、片足で立つ時間を少しずつ増やしてもらったところ、しだいに歩き方まで変わってきたのです。

「あれ、私ってこんなに歩けたの？」

とご自身も大変驚かれていましたが、大きな歩幅でシャキッと歩かれるその姿は、10歳若返ったように思えるほどでした。

片足立ちに慣れたら、片足立ちのまま姿勢を変えてみましょう。片足立ちしている側の手で、ヒザやすね、足首にタッチしてもバランスがとれるでしょうか？

無理をしない範囲でチャレンジすることで、重心の変化に対応できる身体づくりができます。

❽足内外返《うちそとがえ》し：足首の機能性を高める

やり方

①椅子に腰掛ける
②左のかかとと一直線になる位置に棒状のハードルを置く
（箸、ダンベル、携帯など何でもOK）
③目印をまたぐようにして、かかとを床につけたまま足首を左右にひねる。
目安は20～25回程度
④目印を右のかかと側に移し、右足も同じように20～25回行う

これは足首を動かすことで、鈍くなった1階と2階の間にある関節の機能性を引き出す体操です。

足内外返し

①②
椅子に座り、片方のかかとの近くに棒状の目印を置く。

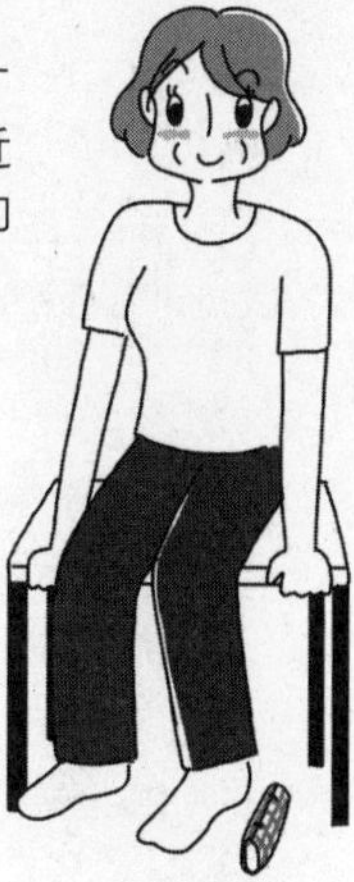

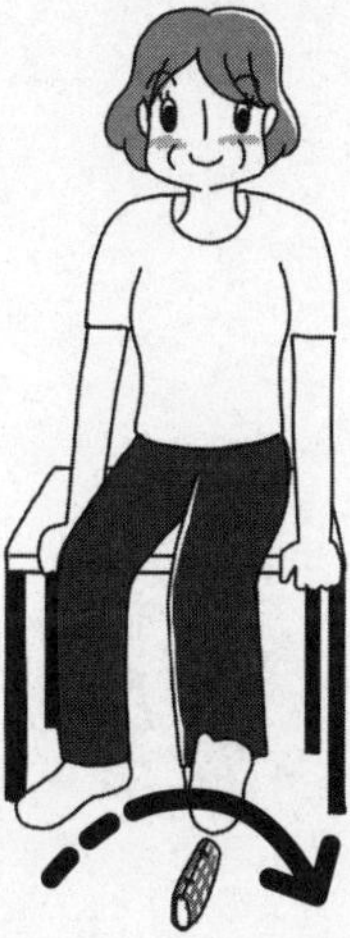

③
目印を“ハードル”に見立て、かかとを床に着けたまま、指先でまたぐように動かす。

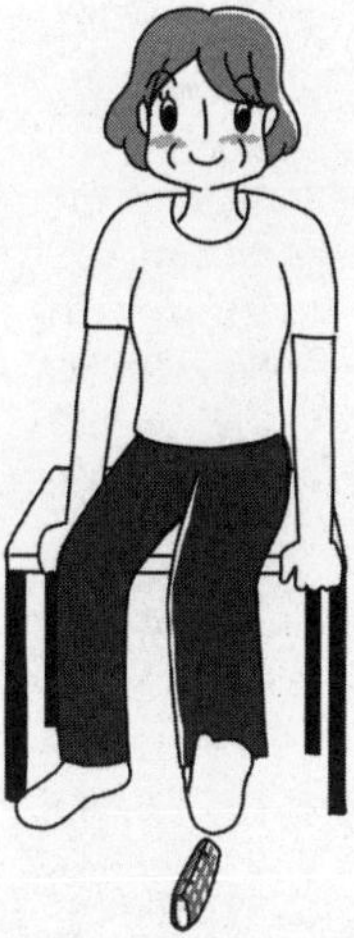

④
目安は20～25回程度。内、外、内、外とリズミカルに動かすこと。

足首の機能性については、砂利道などの不安定な場所を歩くときをイメージしていただくとわかりやすいかもしれません。

足首は回転させたり、ひねったり、本来ならば自由自在に動かせる場所です。足が砂利道の凸凹を捉え、足の裏から足首をなめらかに動かすことで、その衝撃を分散させることができます。

ですが、足首が固いとどうなるでしょう。

可動域が狭くなるので上手く歩くことができないばかりか、**衝撃がダイレクトにヒザに伝わってしまいます**。

ヒザには屈伸のような上下に動かす機能しかありません。にもかかわらず、砂利道の凸凹から受ける衝撃には〝ねじれ力〟がかかっています。本来の動きにはない無理がかかるため、足首が固いとヒザの痛みを発症しやすいのです。

砂利道を例に取り上げましたが、普段の歩行でも同じことがいえます。特に**ケガを未然に防ぐという意味でも、足首はやわらかく保っていただきたい**ところです。

うっかり段差に足をついてしまったとき、そこで足首をひねってケガをするかしないか、は足首のやわらかさ次第です。

足首が固ければ……そのままねんざをしてしまうでしょう。

足を自由に安定させることが身体の機能を高める基本。ひいては、ヒザの痛みを抑えることにつながるのです。

体操を行うのにいちばんいい時間帯とは？

これらの体操は、**1日に何回も行う必要はありません**。もちろん、すべてのメニューを行わなくても大丈夫です。

理想をいえば、**上体（体幹）、股関節、足関節メニューの中から1つずつ行うのがベスト**ですが、やりやすい1つだけで済ませてもいいでしょう。というのもヒザの痛みにとって問題なのは、「身体を動かさないこと」「体操をやらないこと」だけだからです。

ただし、体操の効果を最大限に高めることができるタイミングもじつはあります。

ひとつは、**空腹に近い状態で行うこと**です。

相撲の力士を想像していただくとわかりやすいのですが、力士は朝起きて、稽古をして、それから食事を摂ります。そして、その後いったん休息をとってから、稽古を再開しています。

これは何を意味しているかというと、空腹時に動くほうが、身体の機能を高める上で効率がいいということです。

細胞の修復をしたり、筋肉などの成長を促したりする「成長ホルモン」は、空腹時や運動時に出ることがわかっています。

なんと**このホルモンは年齢がいくつになっても運動することで分泌していきますが、1日の中で最も多く分泌されるのが空腹時**なのです。

「いくつになっても歩けるヒザをつくる」

希望が湧いてきそうですよね。

とはいえ、あまりの空腹時に体操を行うと、力が入らず転倒する恐れもあります。

- 軽く間食をとってから行う
- 食後3時間くらい空けて行う
- 食後すぐは行わない

など、体調と相談をしながら行ってください。

「雨の日効果」を逃すべからず！

そしてもうひとつが、雨の日に行うことです。

一般的に気圧が下がる雨の日は、ヒザなどの痛みが強くなるとされていま す。特に女性の中には頭痛がしたり、気分が優れなかったりする方も多いのではありませんか。なのに、なぜ雨の日がいいのでしょうか？

それは、マラソン選手が行う**〝高地トレーニング〟のような効果が得られる**からです。

高地は酸素が薄いため、身体はその低酸素状態を回避しようと、自然と心肺機能をアップさせます。また、血液中の酸素も少なくなっていますから、より多くの血液を全身に送り、少ない酸素でも身体の機能を保とうとするので、循環機能もアップします。

このように、本来の自分の力を出しにくい場所でトレーニングを行うと、通常のときより大きな力を出せるようになります。

最近流行している「加圧トレーニング」も同じことです。一時的に身体に回る酸素の量を制限することで、身体の機能を上げていくのです。

では、雨の日はどのようなことが起こっているのでしょうか。

気圧が低いということは、すなわち酸素の量が少ないということです。大気中の酸素の量が少ないと、血液中の酸素も少なくなります。脳にいく酸素量も減るので、いつもよりぼーっとした感じになり、集中力も落ちます。栄養も行き届かないので、痛みも出やすくなるだけでなく、身体全体の機能が低下してしまいます。

つまり、雨の日に体操を行うことは、マラソン選手が高地トレーニングを行うようなもの。悪条件の中で取り組むからこそ、好条件のときよりも身体の機能を引き出しやすくなるのです。

私は普段、ヒザに痛みを抱える方にこうお伝えします。

「晴れの日など、好条件のときに身体を動かすことはレジャー。悪いときに動かすことこそがトレーニング」

不調なときこそチャンスと考えてみましょう。

痛いと思ったときこそ身体を動かすようにすれば、通常時にやるよりも高い効果を発揮してくれます。

脳は「痛い」と感じて動くことを拒否しているかもしれませんが、身体は「早く治してよ」とじつは動くことを求めています。身体の声に耳を傾けて、雨の日のチャンスを有効に利用してほしいものです。不調時や雨の日にも「やれるメニュー」を1つだけでもチョイスしてください。

痛みがひどいときは入浴時を利用しよう

ヒザの痛みがひどい場合は、お風呂に入って行うのも一案です。

水の中に入ると、**負荷は地上の1／10になります**。浮力によって負荷が軽くなるので、ラクにエクササイズができるでしょう。

そのため痛みがあってヒザが曲げられない状態でも、お風呂の中なら正座やしゃがむことができることも多々あります。

これまでご紹介した体操をご覧になって、どのような感想をお持ちになったでしょうか。

ヒザの動きが少ないので、意外に思われたのではないでしょうか。

私のところにいらっしゃる方々にも、同じ体操をやってもらっています。息がハーハーいうほどの反復回数は必要ありませんので、血圧が上がる心配もありません。

70代、80代の方もラクラクこなしていますので、本書を読んでくださっているみなさんにも気楽に取り組んでもらえるのではないかと思います。

繰り返しになりますが、「8つのヒザ痛改善法」は、1日に何回も行う必要はありません。慣れないうちは各メニューから1日1つ、計3つを目標にしましょう。

ヒザ痛を改善する上で問題なのは、「身体を動かさないこと」だけだからです。

ただし、痛みがとれる＝完治したわけではありません。

みなさんの中にも、いったん痛みがなくなったのに、またしばらくすると

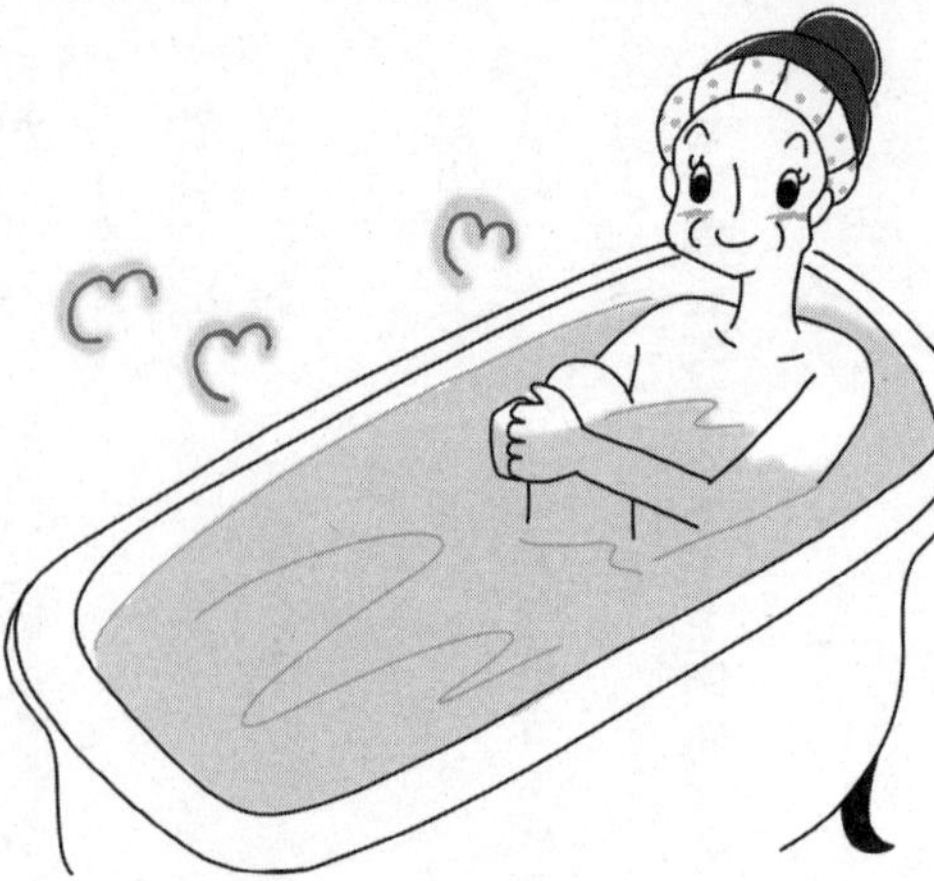

痛くなる方もいらっしゃると思います。

これはある意味、当然のことです。**何も対策をしなければ、身体の機能は落ちるだけ**だからです。

だからこそ定期的に、習慣的に体操を行ってほしいと思います。そうすればヒザの痛みが治まるだけでなく、ヒザ痛が発症する頻度も減らし、最後には完治へと向かいます。

第4章

ヒザの痛みを再発させない生活術

ちょっとした生活の工夫で毎日がラクラク

目覚めたら、布団の中で両手を「グー、パー」

残念ながら、「8つのヒザ痛改善法」を行い、体操によってヒザの痛みが軽減したとしても、これまでと同じ生活習慣を続けていれば、いずれ痛みは再発してしまいます。

そこで、本章では痛みを抑えると同時に、身体の機能低下を予防するための生活術を紹介していきたいと思います。

朝起きて布団から起き上がるときに、ヒザの痛みが出るという方も少なくないはずです。

これは、**寝ている間に身体がこわばってしまうことで、痛みが出やすくなっているため**です。起きてすぐというのは、身体はまだ停止状態。車もエン

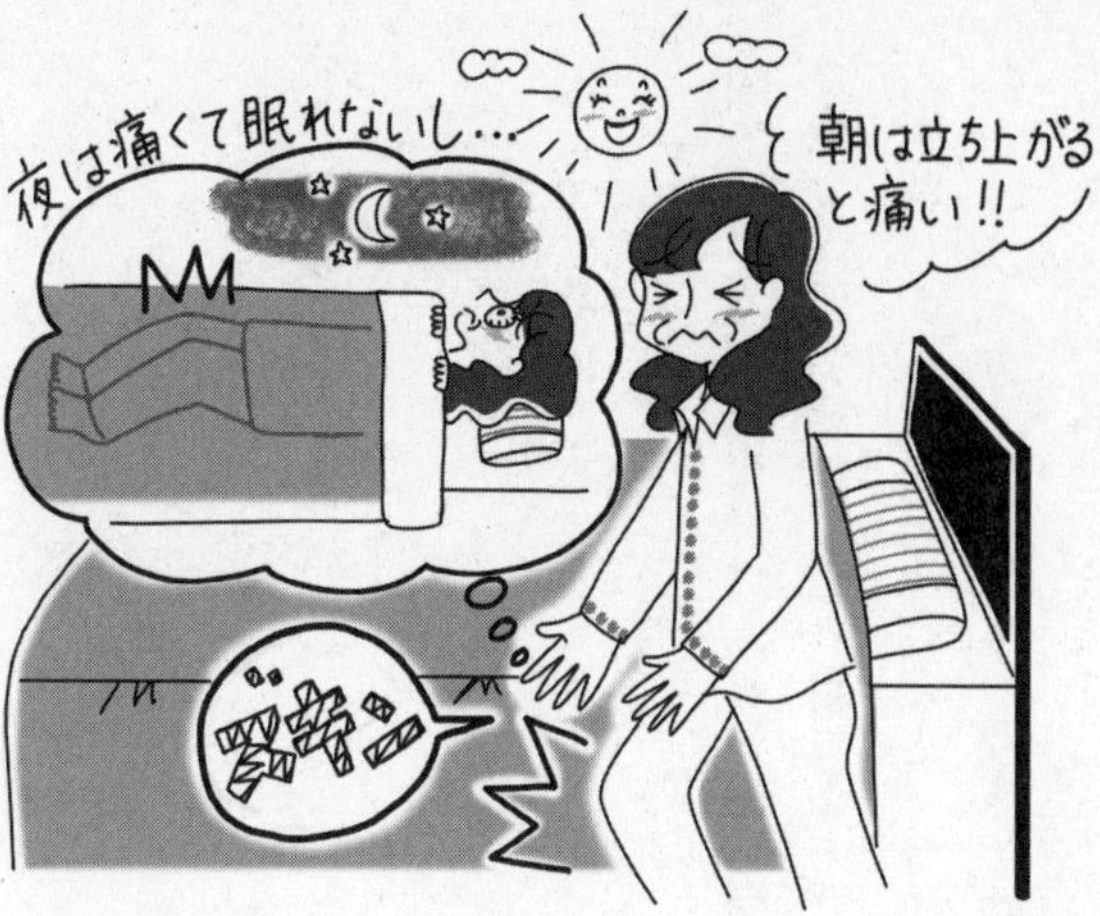
夜は痛くて眠れないし…
朝は立ち上がると痛い!!
ズキン

ジンをかけてすぐにトップギアに入れると故障してしまうように、身体も急に動かすとそれだけヒザに負担がかかります。

そこで、寝ている間に固まったヒザや股関節などにエンジンをかけて、1日スムーズに動けるための体操をご紹介します。

どれも目覚めてすぐ、立ち上がる前の寝た状態のまま、布団の中で行ってください。

①目が覚めたら、ゆっくり両足首を
回す。

右回し、左回しをそれぞれ25回ずつ行う

②手のグー、パー、グー、パー（にぎって、ひらいて）を10回繰り返す。手を動かしながら、声に出して数を数えると、さらに効果的です。脳（コンピューター）の起動が速くパワフルになります

③ヒザを立て、お尻だけをグッと持ち上げる。気持ちいいと思える程度繰り返す

まずは身体の土台となる足首を、やわらかくします。

次に、手を動かします。手には、目や耳、鼻以上に、外界はもちろん、**体内で生じる刺激を受け入れる感覚受容器がある**ためです。手を動かすことで身体全体の感覚が目覚め始めます。

最後にお尻を持ち上げると、体幹がググッとしなるのを感じるでしょう。

この3ステップで身体が機能し始めます。調子がいいときは、お尻をグッと持ち上げた状態のまま（③）、手のグー、パー（②）を行ってもかまいません。

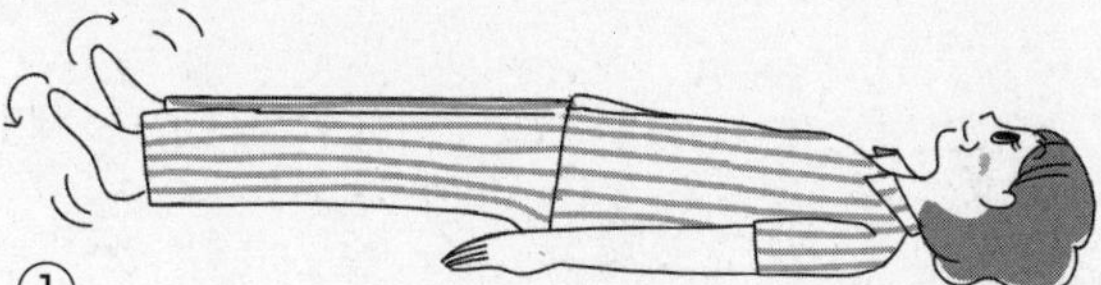

①
寝たままで両足首を回す（右回し、左回し各25回）

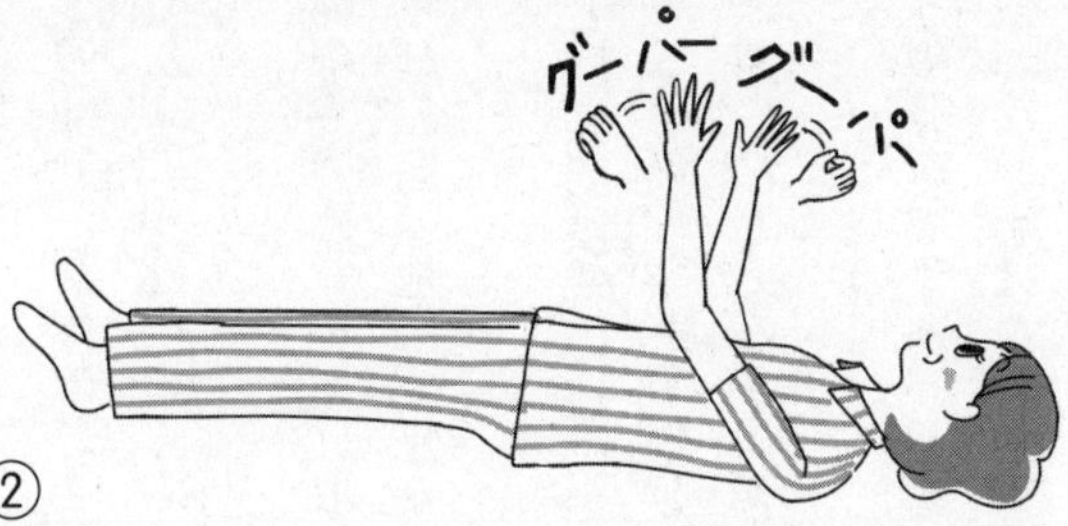

②
両手をにぎったり、ひらいたりを繰り返す（10回）

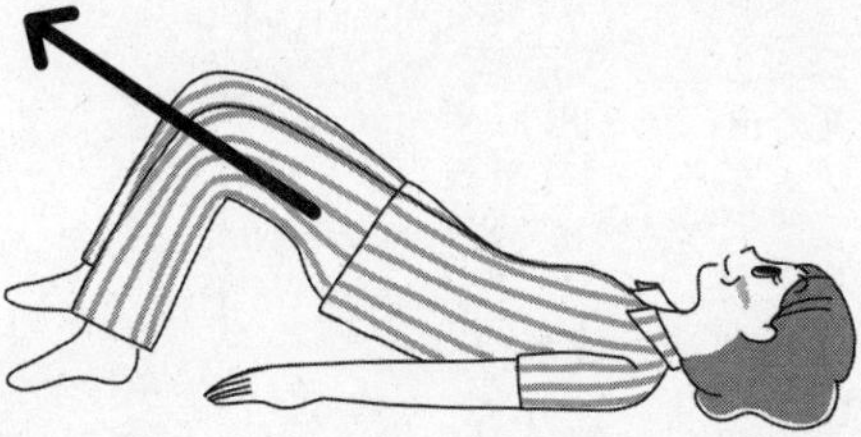

③
身体は真上にではなく、斜め上に引っ張り上げるのがコツ(上げた高さの２倍、体幹が伸ばされるイメージ)。仙骨（P85のイラスト参照）を斜め上に上げる意識で
※ただ真上に上げるだけでは、背骨を圧迫したり、反り腰を助長し腰痛につながるリスクがあります

脳から見た身体の地図をご存じでしょうか。カナダの脳外科医ペンフィールド氏は、脳のどの部分が身体のどこの機能に対応しているか、という脳の地図を作成しました（ご興味のある方は、インターネットで検索してみてください）。

体性感覚野（体からの感覚を受け取る）と、運動野（体を動かす指令を出す）の2つで作られたこの地図で見ると、口や手に関係する脳の範囲が広いのです。

手を動かすことは大脳皮質の運動領域の半分近くを使うことになります。さらに、手を動かしながら発声すると、脳の広い分野へリンクしやすくなります（脳を日本地図にたとえると、青森県から四国まで使っていると言っても過言ではありません）。

たかが手の動きや発声ですが、バカにできません。しかも寝ながらにしてできるのなら、使わない手はないですよね。寝ている間にこわばってしまった足首を目覚めさせる方法は意外とカンタンにできそうです！

「美しい歩き方」より「痛みを再発させない歩き方」を

ヒザに負担をかけない歩き方ができるようになると、当然、痛みの症状も軽くなりますし、痛みが発生する頻度も少なくなります。

ヒザ痛を抱えている方には、一般的な「理想の歩き方」よりも、**「ヒザに負担をかけない歩き方」**を覚えていただきたいと思います。

ポイントは、**ヒザを少しだけ上げる**ように意識することです。

もも上げのように大きく上げる必要はありません。いつもより1~2センチくらい上げるイメージを持って歩いてみてください。

するといつもの歩き方より、ヒザに衝撃が少ないと感じるはずです。

また、この方法は股関節から歩くということを意識するためのものでもあります。ヒザをいつもより少しだけ高く上げるには、股関節を働かせる必要があります。足をズルズルと引きずるような歩き方は、股関節が使えていない典型例なのです。

すり足のように低い重心でヒザを曲げたまま歩くと、重みがヒザや腰にかかります（限りなく地球の中心に向かってつぶされていくようなイメージです）。そこでヒザを少し上げることで、足を降ろすときの自然なヒザの伸びを引き出すことができるでしょう。

また、**ヒザを少し上げる分、足を振り下ろして太ももを後ろに送り出す動作にもなる**ので、効率よく身体が前に進むようになります。つまり、軽い力で歩けるようになるということです。

ヒザが痛い人はもちろん、そうでない人でも、股関節の働きを意識してみてください。

いつもよりヒザを少しだけ上げると自然につま先が下がり、ヒザに負担をかけない歩き方になる。

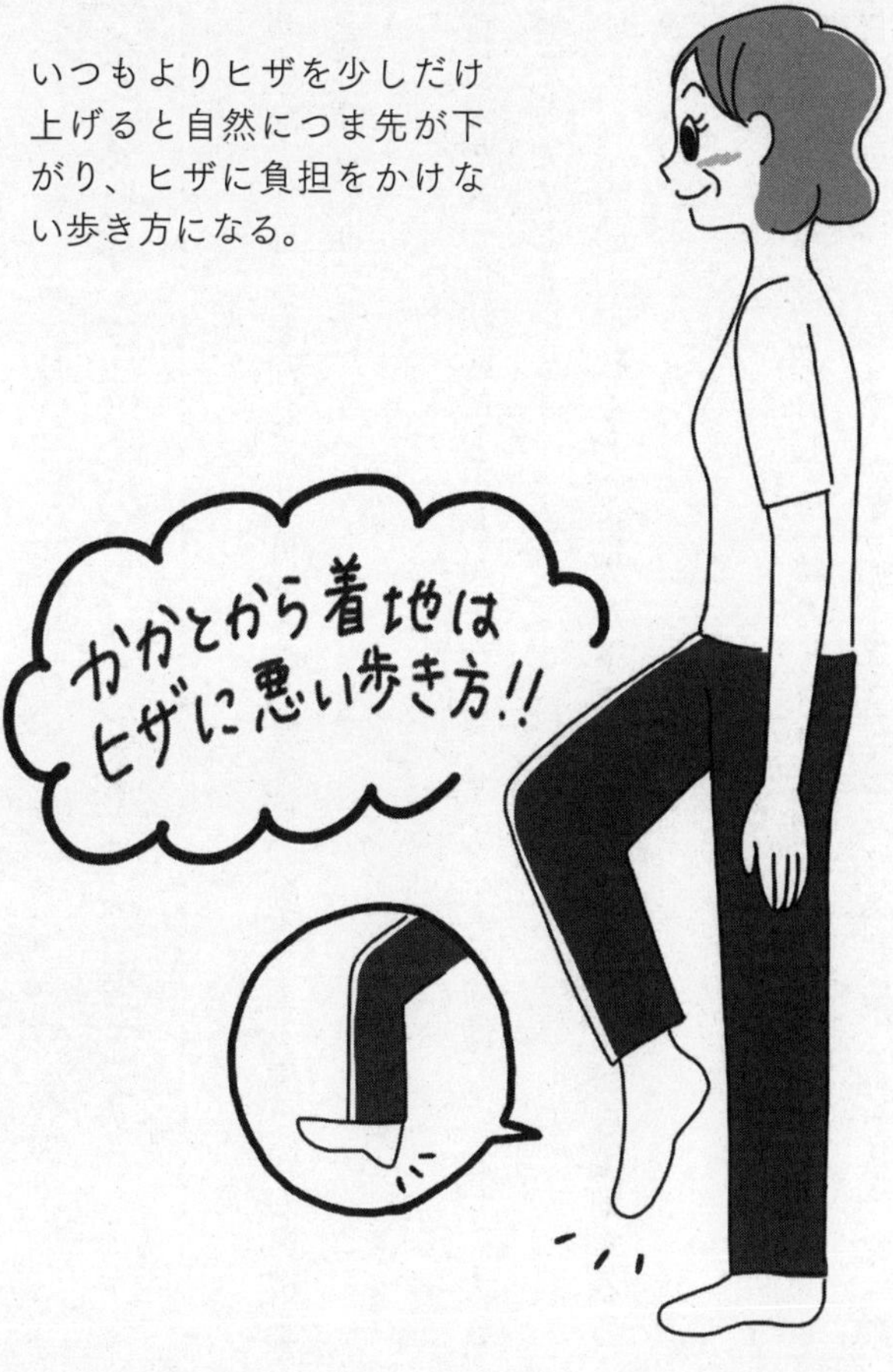

今よりヒザをほんのちょっと上げて歩こう

ヒザを高く上げると同時に、可能ならば足首の動き——足首の力を抜く——を意識してみてください。

足首に力が入った状態だと、かかとからダイレクトに着地し、ヒザに大きな衝撃を与えてしまいます。

ですが、足首の力を抜くと**つま先が下に向くため、つま先から接地することができる**のです。

これは、第3章でご紹介した「後ろ歩き」と同じ原理です。

足首の力を抜いて、つま先が少しでも下がると、後ろ歩きと同じような「順次接地感覚」が身につきます。すると、動作が終了するまでの時間が長くなる分、衝撃力は小さくなります。

足首に力が入っていると関節の可動域が狭くなってしまうので、それはすなわち、ヒザに負担をかける歩き方、足首の使い方になってしまいます。**足首の可動域を最大限に活用するためにも、足首の力を抜くことが大切な**のです。

ヒザを上げてから着地するまでの間、足首は力を抜き、ブラブラとした状態をつくることを意識してみてください。

難しい場合は、歩かずに、その場足踏みで足首（特にすねの一帯）の力を抜いてつま先が下がる感じを確かめてみましょう。もちろん、片足ずつ取り組んでもかまいません。

先ほど、人類の進化で二足歩行する前に樹上生活で枝にぶら下がることに優れた働きを備えた話をしましたが、まさにそのときの足首やヒザの軽度屈曲した角度が理想的な着地直前の状態です。

着地すると、下から順に正しく積み木が重なっていく感じが得られ、安心して体重をかけられることでしょう。

とはいえ、これもヒザと同様、自分の中の意識として持ってもらうだけでOKです。ご自身の中で「力が抜けているな」と思えれば大丈夫です。

慣れないうちは一見歩きづらそうに見えますが、ヒザと足首、この2つを意識するだけでヒザにかかる負担は大幅に軽減されますので、歩くのもラクになります。特に着地のときにくる、あのピキッとした痛みがなくなるのを感じていただけると思います。

靴選びはヒザ痛改善の生命線

ヒザに負担のかからない歩き方をしても、自分の足に合わない靴を履いていれば意味がありません。

では、ヒザに負担をかけない靴選びのポイントはというと、5つあります。

①かかとをしっかりとホールドするもの。かかと部分が踏みつぶせないくらいしっかりしているとよい

②上足部（親指のつけ根から指先）が、やわらかく曲がるもの

③靴の中で指が動く

④靴底にクッションのあるもの

⑤自分の足に合っていること（サイズやフィーリング）

これらの中で何といっても**大事なのが、**①です。
かかとが安定していないと、靴の中で足がズレるので、崩れた平衡バランスを保つため体幹の筋肉がカバーしようとします。肩、背中、腰に余分な力が入ってしまい、しなやかさを失った体幹部の影響でヒザにも負担がかかるからです。

逆に、ポイント②の靴の上足部は、足裏を十分動かすために、やわらかいものを選んでください。上足部は134ページの「後ろ歩き」を行う際に、最初に接地する部分のことです。

①を最優先にし、最低3つの条件を満たすものを選ぶとよいでしょう。

また、足は左右で大きさ（周径など）が違う場合がほとんどです。シューズのヒモやマジックテープは左右それぞれの足にフィットするように調整しましょう。

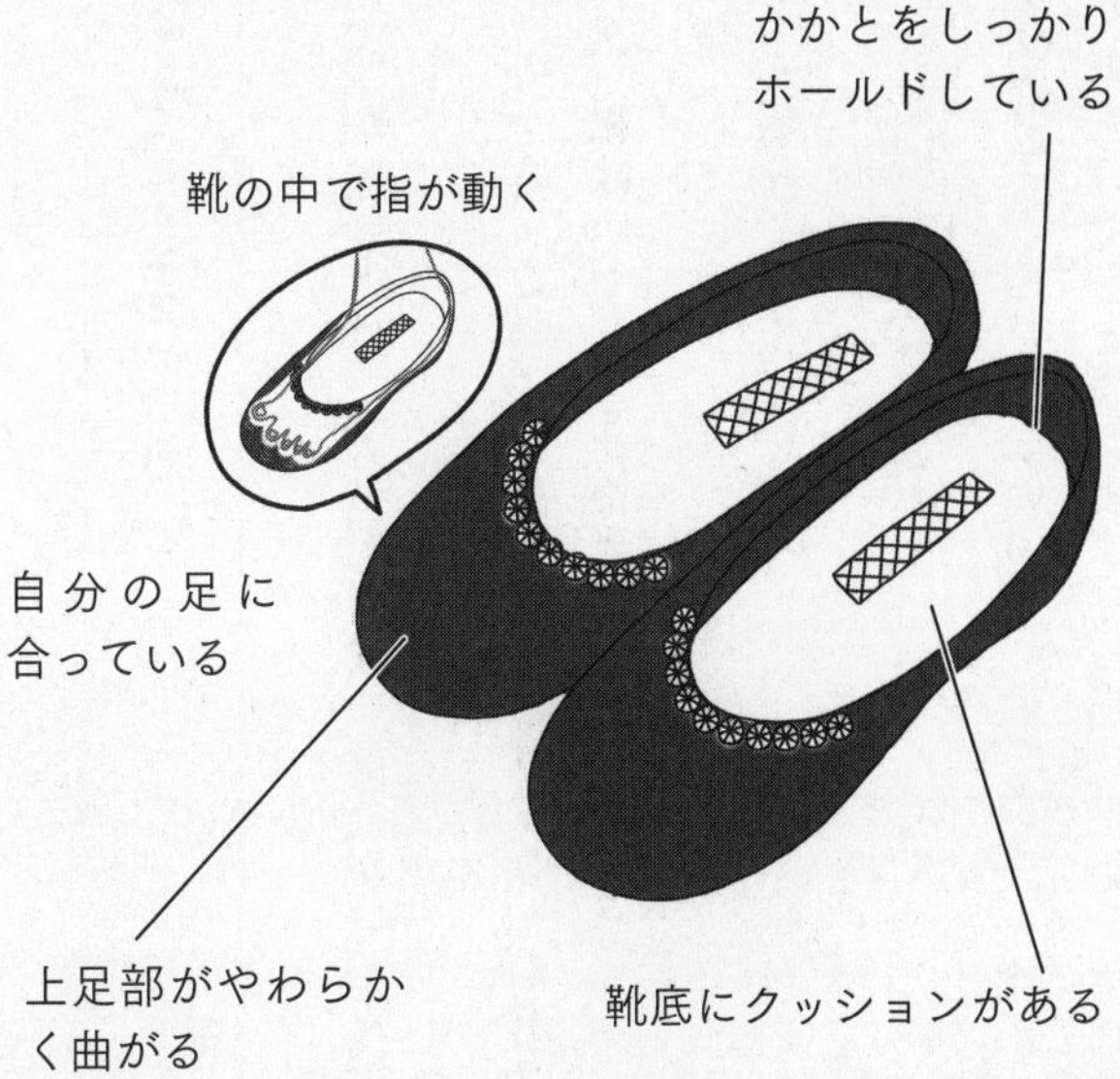
かかとをしっかり
ホールドしている
靴の中で指が動く
自分の足に
合っている
上足部がやわらか
く曲がる
靴底にクッションがある

脚は組んで座ってもいい

「やっぱりヒザが痛い人は、脚は組まないほうがいいんですよね？」

大変多くの方から、このような質問をされることがあります。

これに対し、私はいつもこう答えています。

「脚はどんどん組んでください」

ちょっと驚いたでしょうか。

「身体が歪んでしまうんじゃないの？」

そう思った方もいるかと思います。

しかし**普段何気なくやっているしぐさで、これほど股関節を動かせるものは他にありません**。だからこそどんどん脚を組んでもらいたいのです。

ただし、何十分もずっと組んだ状態のままでは、それはそれで股関節も固まりやすくなります。そこで、脚を組むことでできる体操を1つお教えしましょう。

脚の組み変え

①脚を組んで10～20秒保つ
②脚を組み替えて10～20秒。これを3セット繰り返す

簡単ですよね？　でも、これだけでOKです。要は、同じ側ばかりで脚を組まないことが重要です。

さらに8つの体操に慣れた人で股関節や腰などに負担のない場合は、脚を

組んだまま（O脚が強い側を上にして）肩ヨコヨコ運動やヒップロールを行ってもよいでしょう。

私たちの身体にある関節の寿命は、前述したようにだいたい50年だといわれています。普通に使っていれば50年ほどでガタがきますから、みなさんのヒザも痛くなるのは当然ともいえます。

ですが、筋肉や関節を上手に使ってヒザの負担を少なくしておけば、**関節は80年ももちます**。

ほとんどの骨、筋肉、関節は左右が対《つい》（セット）になっていることに注目してみてください。

歩くときに右足で支えている間、左半身の力を抜いて休ませると、次に左半身でしっかり支えることができます。

片方が支えている間、反対側の力を抜いて休ませるような感覚を意識してみてください。

筋肉のメリハリさえ上手に使うことができれば、30年も関節寿命は延びるのです。

足腰には長く働いてもらわないといけません。休日があるとウィークデイにしっかり仕事ができるように、休日がやってくることで疲れを解消するイメージで、左右の脚の筋肉をメリハリをつけて使ってみませんか。

足腰には定年がありません。人生100年時代を上手に生きてみてはいかがでしょう。

コンドロイチン、グルコサミン…その実力は？

現在、薬局やコンビニなどにはさまざまなサプリメントが売られています。特にヒザなど関節の痛みに対するサプリメントとしては、コンドロイチンやグルコサミンが有名でしょう。

骨がおもにタンパク質とカルシウムで構成されているように、軟骨にもさまざまな成分があり、それぞれが大切な働きをしています。ところで軟骨の65%以上を占める成分をご存じですか？

それは……水分です（80%という説もあります）。つまり軟骨は水分を含んだ弾性のあるスポンジといえます。そして軟骨の15%がコラーゲン（たんぱく質）で、5%がコンドロイチンとヒアルロン酸でクッションの働きをし、

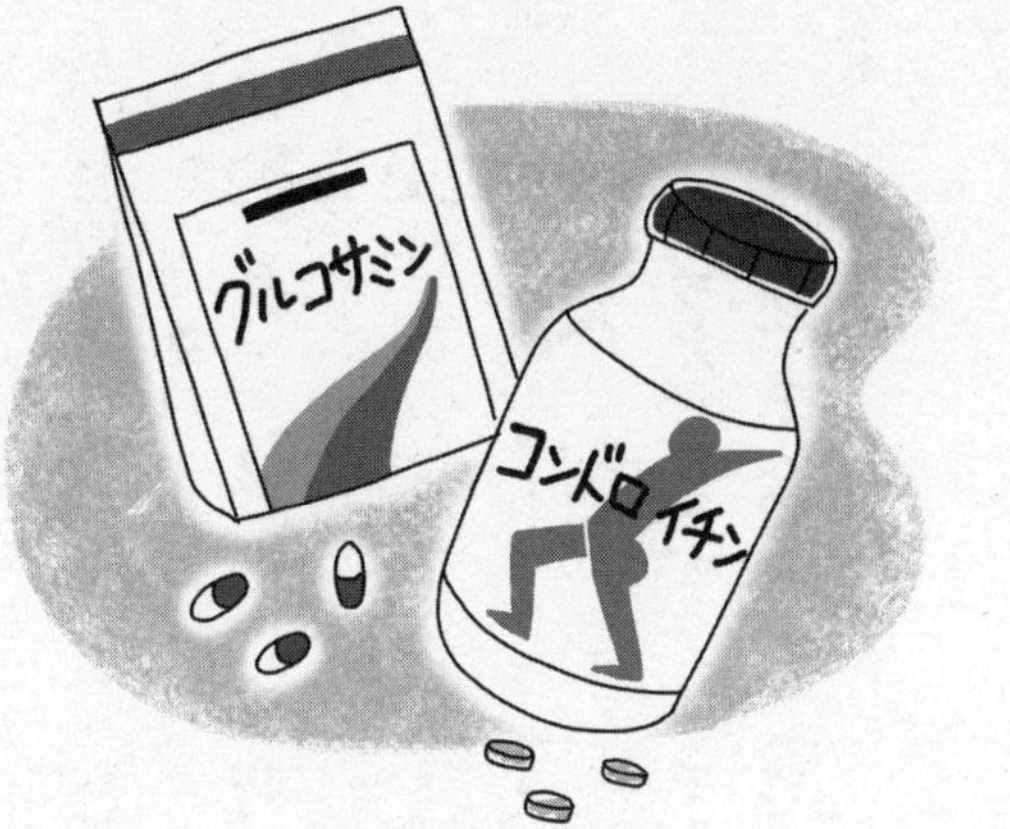

特にヒアルロン酸は潤滑油の働きもになっているのです。

さて、私たちがよく耳にする**コンドロイチンやグルコサミンですが、どちらも軟骨成分のひとつ**です。体内で自然に生成され関節を構成していますが、年齢とともに減ってくるといわれています。ヒザや腰が痛くなるのはそのためで、だからこそ補充が必要であると一般的には謳われています。

しかし、サプリメントは薬ではありません。あくまでも食品ですから、**大前提として痛みをとる作用はあまり期**

待できないのです。

テレビCMなどで、さもヒザの痛みに効くような宣伝文句を謳ってはいますが、劇的に痛みがひくという効果は期待できないと考えたほうがよいでしょう。科学的見地から見ても、コンドロイチンやグルコサミンといった成分に、ヒザの痛みを軽減させる効果があるのか疑わしいところです。

直接注射するならまだしも、経口した場合は食べ物と同じように胃や腸を通って消化・吸収されていきます。栄養素を必要とする運動刺激や、摂ることができる体力（身体）をつくらない限り、排泄されるだけです。**ヒザにだけすべての成分が行き渡るわけでもありません**。

つまり、現在飲んでいる方には非常に残念ではありますが、サプリメントを摂るだけでは、ただの気休めにしかならない可能性が高いのです。

すり減ってしまった軟骨は、若い頃のようには戻りません。けれど、**筋肉**

や身体の機能は、何歳からでも高められます。ならばそのための体操で、いくつになっても「歩けるヒザ」をつくったほうがよいと思いませんか？

筋肉や身体の機能を高めること。これこそが遠回りのようでいて、「急がば回れ！」。これが本当は一番の近道なのです。

ヒザに水を溜めさせない方法① テーピングやサポーター

2章でもお話ししましたが、ヒザを健康に保つためにはヒザにある〝風船〟、つまり**関節包の弾力（圧力）を保つ**必要があります。

ヒザに水が溜まってしまうのは身体の防衛反応。ヒザの圧力、すなわちクッション性を保つ最終手段であり、ヒザ自体を改善しなければこの症状が治まることはないのですが、じつは**水を溜めない方法があるにはあります**。

まず1つめは、**テーピングやサポーターをする**こと。

外側から圧をかけることで、ヒザに一定の圧力をキープします。ヒザにテーピングやサポーターをすると、とても歩きやすくなるのはこのためです。

ちなみに、サポーターはさまざまな種類のものが販売されていますが、うまく使い分けていただきたいと思っています。

テーピング機能のある圧力の強いものは、ヒザに水が溜まったときや、外出時といったより動く場合を中心に使いましょう。

そうでない場合は、締め付けが少ないものをおすすめします。

また、サポーターの優れた機能として、保温があります。ヒザの痛みには冷えが大敵ですが、それらをまくことでヒザを保温できます。特に体内の温度差が部位によって較差《かくさ》が出やすい**夜間（睡眠中）の痛みが出るのを未然に防ぐことができる**のです。

寒い日には痛みが強く感じるだけでなく、関節や筋肉がこわばり、思わぬケガにつながることも少なくありません。

サポーターでなくても、ヒザかけやタオル1枚かけておくだけでも違います。冬の寒い日はもちろんですが、冷房などで冷えやすい夏にもヒザの保温を心がけるようにしてください。

ヒザに水を溜めさせない方法② ヒザ伸ばし&ヒザ曲げ

また、**特定の筋肉に力を入れる**ことで、テーピングやサポーターのような働きをさせることも可能です。これが二つめ。「ヒザ伸ばし」をやってみてください。

ヒザ伸ばし

やり方

①椅子に座った状態で右ヒザを伸ばし、上方向に持ち上げ6秒その状態を保つ。つま先は手前に向け、ふくらはぎを伸ばすようにする

②ゆっくりと足を地面に下ろす

ヒザ伸ばし

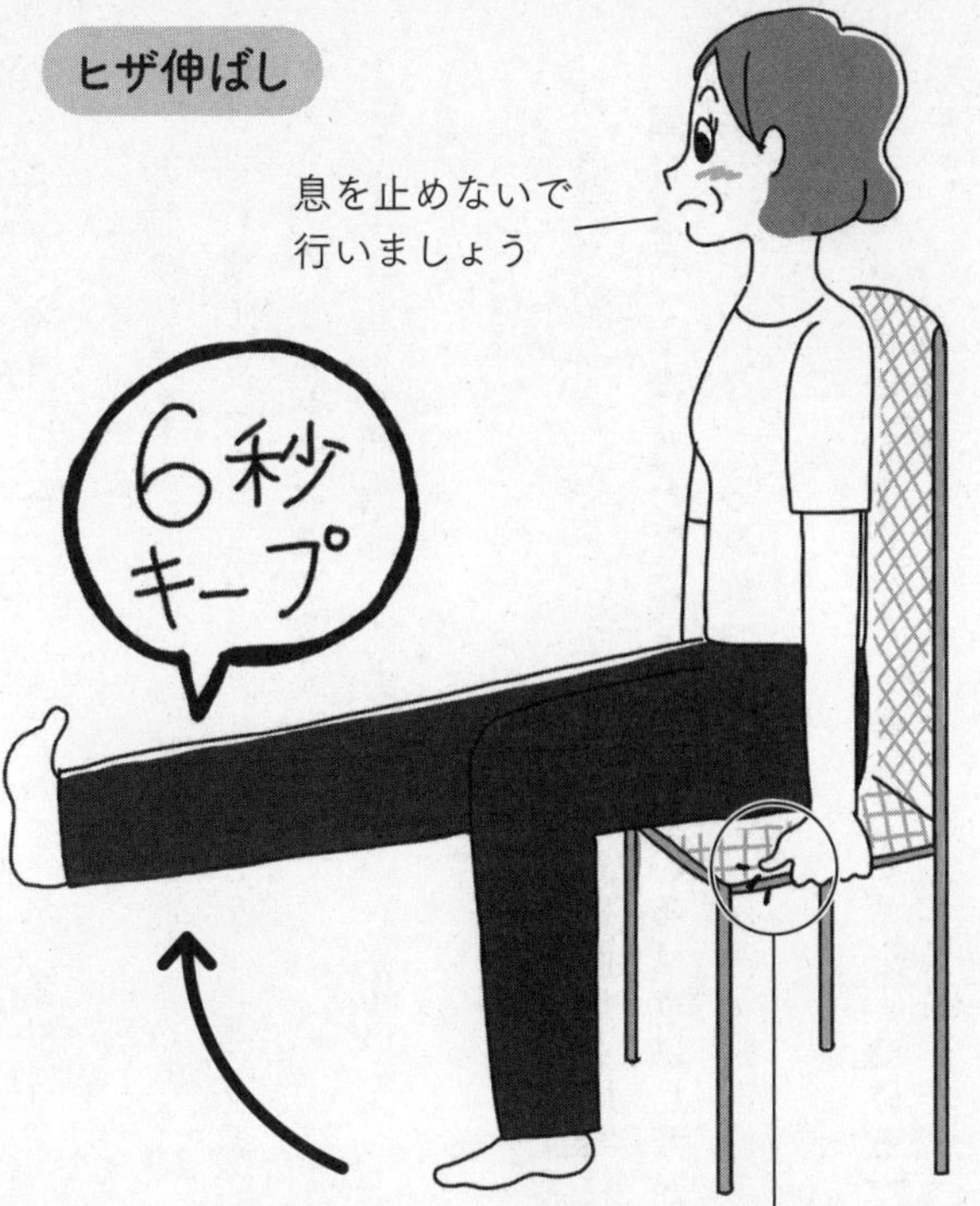

太ももとすねの筋肉に力を入れて行う。両足をそれぞれ同じ強さで上げたときに、つま先が下がっているほうのヒザが悪くなっている。

左右とも手の親指に力を入れて握ると、高く上がります。特に弱い側で行うと、強い側に負けない高さに変化することが確認できます。歩いてみて安定性もチェックしてみましょう。

③左ヒザも同様に①～②を行う

この動きによって、ヒザでつながっている太ももの「大腿四頭筋《だいたいしとうきん》」、すねの「前脛骨筋」に力が入ります。するとテーピングと同じようにしぼんだ風船の圧力が一定レベルまで高まります。

このように、ヒザ内部の圧力を一定のレベルに保つ方法は意外と簡単にできるのです。

今現在、痛みのないという方も、試しに両足を同時に上げてみてください。**同じ強さで上げたときに、下がっているほうはヒザが悪くなっている証拠**です。下がったほうのみ行っておけば、痛みが出るのを防いでくれます。

そして3つめは、無理のない範囲でヒザを**「曲げる」ことで圧力を高める方法**です。

ヒザを曲げること自体、ヒザに一定の圧力が高まるのですが、それにプラスして軟骨が膨らんで、弾力性が回復する方法でもあります。

★ヒザが曲がりにくい方、階段や坂道の下りで痛みを感じる方へ……

本来、着地するときはヒザの圧が高まってくれて、曲げるときや支えていない側のヒザは圧がスッと抜けることで正座しやすくなったり、階段や坂の下りがスムーズに行えるのです。

ビーチボールにたとえてみます。パンパンに膨らませておけば圧が高く手で打てば遠くまで飛び、よく弾みます。しまうときは圧を抜いて、たためるからスペースもとりません。

ビーチボールのようにヒザの圧が自在にコントロール可能になった「できるヒザ」は、着地の瞬間に必要なだけ圧が高まり、それ以外では必要最低限の圧に下がり、坂や階段の下りなどで快適な歩きができることでしょう！

リハビリや機能回復には順番があります。ヒザはまずしっかり伸ばすことができること。これによって関節の内圧が上がり、着地が安定しますので、杖や手すりを使ってでも移動が可能になり、早い段階で日常生活が送れるようになります。

ちなみに肘（ヒジ）は、しっかり曲げられるようにすることがリハビリの第一段階。食事や洗顔、歯磨き……など、肘が伸びたままでは日常生活が送れないからです。

これは、「歩けるヒザづくり」の後段にあたるアプローチです。「歩けるヒザづくり」の前段である本書とは別の機会にパート2ということで、いずれご紹介したいと思います。

ヒザ曲げ

やり方

①右ヒザの裏に手を挟み正座、またはしゃがむ（20秒〜最長で2分）
②ゆっくりヒザをラクな状態に戻す
③左ヒザも同様に①〜②を行う

手を挟んでいないほうのヒザはラクな姿勢をとってください。

手をヒザ裏に入れてもヒザが痛くて曲げにくい場合は、手の代わりに座布団を入れてみましょう。それでもやりにくい場合は、座布団を二つ折りにして行ってください。

さて、ヒザの状態はいかがでしょうか。

少しヒザがラクになるのを感じていただけるのではないかと思います。

この方法は、手のひらをヒザ裏に挟みヒザを曲げることで、大腿骨と脛骨の間に**手のひら一枚分に近いすき間をつくることに意味があります。**私たちの身長は、朝起きたときがいちばん高く、時間が経つにつれ縮んでいきます。それは、**軟骨が重力によってつぶされている**からです。

そんな**軟骨が解放されると、軟骨はスポンジのように水分を含んでいき、一定の弾力ができる**ので、痛みの予防にもなります（これをスポンジ効果といいます。174ページ参照）。

ヒザにある〝風船〟を一定に張った状態、つまりヒザ内部の圧力を適切に維持しておけば、ヒザに水が溜まりにくくなります。

多くのヒザ痛を抱える方々を見ている限り、ここで紹介した3つの方法を行うことで、だいたい**約48時間で水が引いていく**ことが多いようです。

ヒザ曲げ

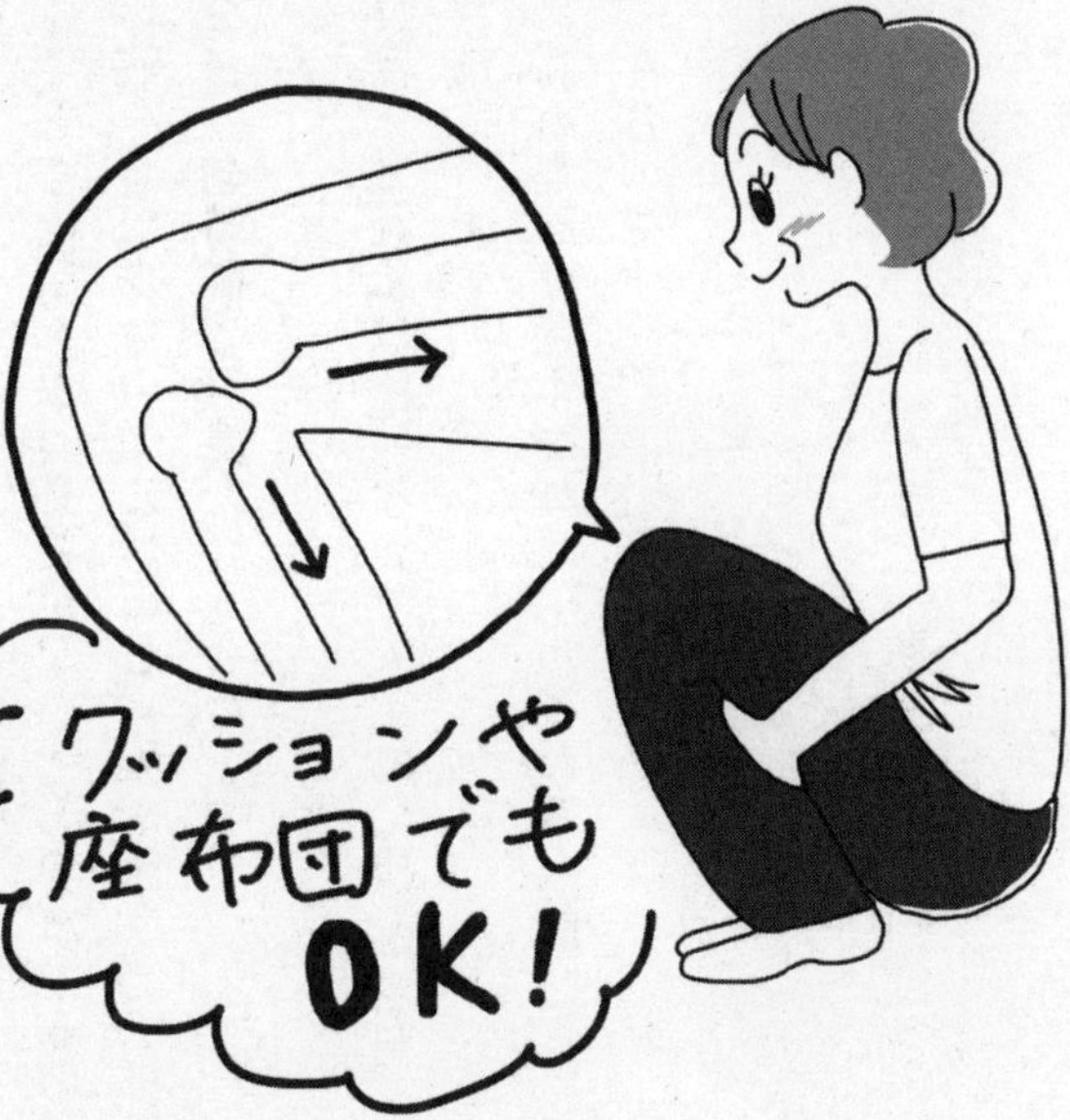

ヒザ裏に手を挟んで曲げると骨と骨の間にすき間ができ、軟骨が水分を含みふくらんでくる。

筋力回復やサポーターの運用によってヒザの内圧が回復すると、脳が「ヒザに水を溜めることで内圧を保つ必要がない」と判断するので、ヒザに溜まっていた水が体液として身体の中に循環し、尿や汗などで排泄されていきます。これが**約2日、48時間で可能**というわけです。

実際、ヒザに溜まった水は注射などで人工的に抜くより、自然に引かせるほうがよいとされています。

圧力を一定に高めてあげさえすれば、わざわざ病院へ行って水を抜いてもらう必要はなくなるのです。

どうしても痛みがひどいときには

体調などによって、ヒザがひどく痛む日もあるでしょう。

「痛すぎて体操ができない」という日は、ご家族の力を借りて痛みを和らげてみてください。２つの方法を紹介します。

太ももプッシュ…足に体重をかけると痛む場合

これは、おもに立ち上がる動作や、歩くときに足に体重をかけると痛む場合に行ってください。

やり方

①痛みのある方は椅子に座った状態で、痛みのあるヒザ側の足を半歩程度前に出す

②ご家族の方は、痛みのある人の身体の外側に回り、足を出したほうのヒザ上と太ももの付け根を両手でしっかり押さえる

③しっかり押さえたまま、左右の手を近づけるように圧をかける。痛みのある人はつま先を手前に向けてヒザを全力で6～10秒伸ばす。終了後、圧をかけた手をゆっくり離す。これを3～10回行う

これは、**ヒザ上から太ももの筋肉をより強く縮めることをサポートする方法**。ヒザ関節と接続部分の腱や筋がより強く作用し、ヒザ内部の圧力を高めるものです。

押さえる方はなるべく強い圧をかけてあげたほうが、筋肉に働きかける力も強くなるので痛みもラクになります。

太ももプッシュ

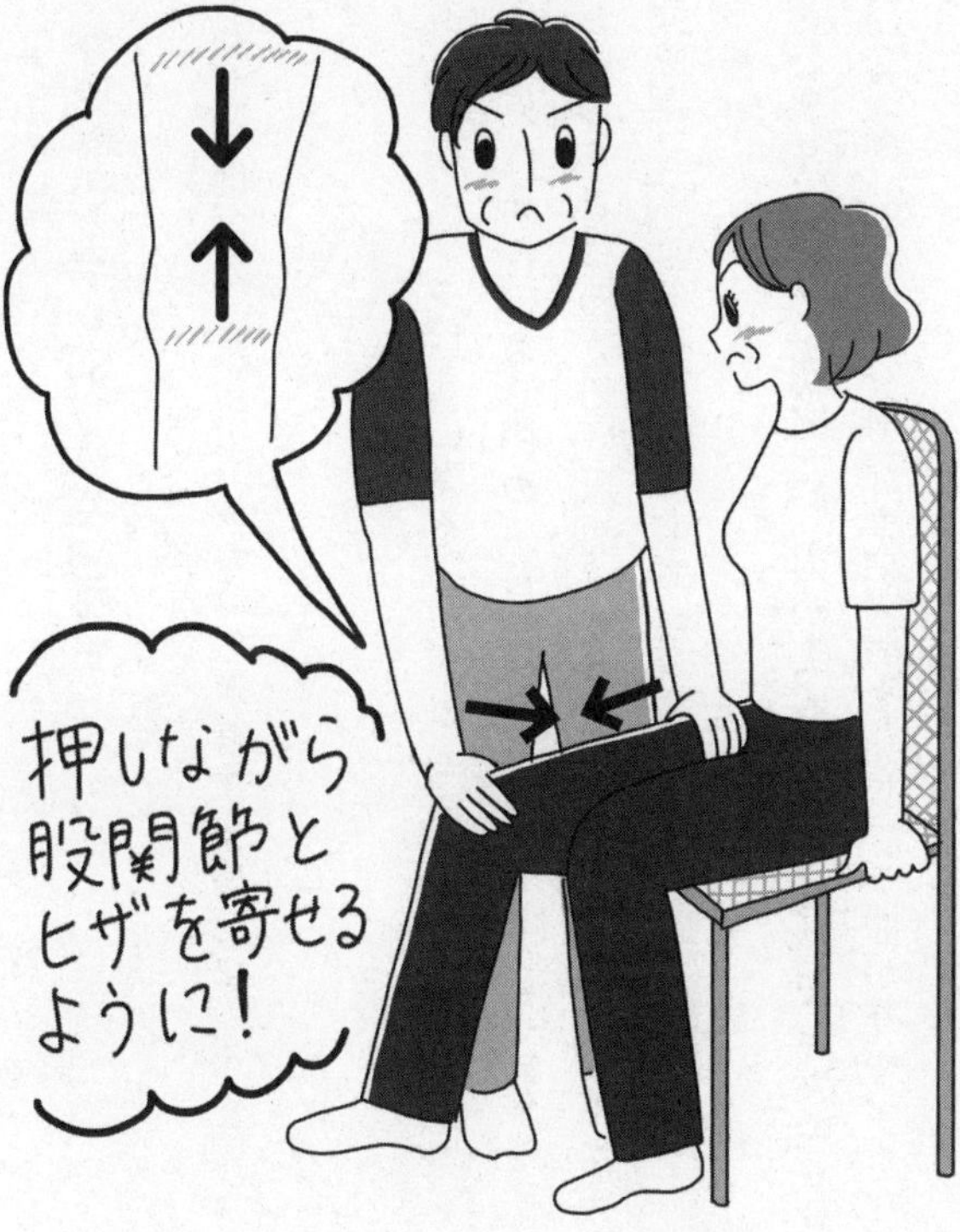

痛みのある方はつま先を手前（自分のほう）に向けて、ヒザを全力で6～10秒で伸ばす。

足の持ち上げ…ヒザが曲げにくい場合

これはヒザが曲げにくい場合に行うのがおすすめです。

やり方

① 痛みのある方はうつ伏せに寝る。布団の上などでもOK

② ご家族の方は痛みのある側の足首を持ち、斜め上に足全体を引っ張り上げる。痛みのある方が6～20秒その高さを保ったら、家族の方は持ち上げた足を離す。元に戻すときはゆっくりと

お尻や太ももの後ろの筋肉に、力が入る感覚を実感できたら大成功です。トレーニング後、太ももの前の緊張が治まりヒザが曲がりやすくなります。

足の持ち上げ

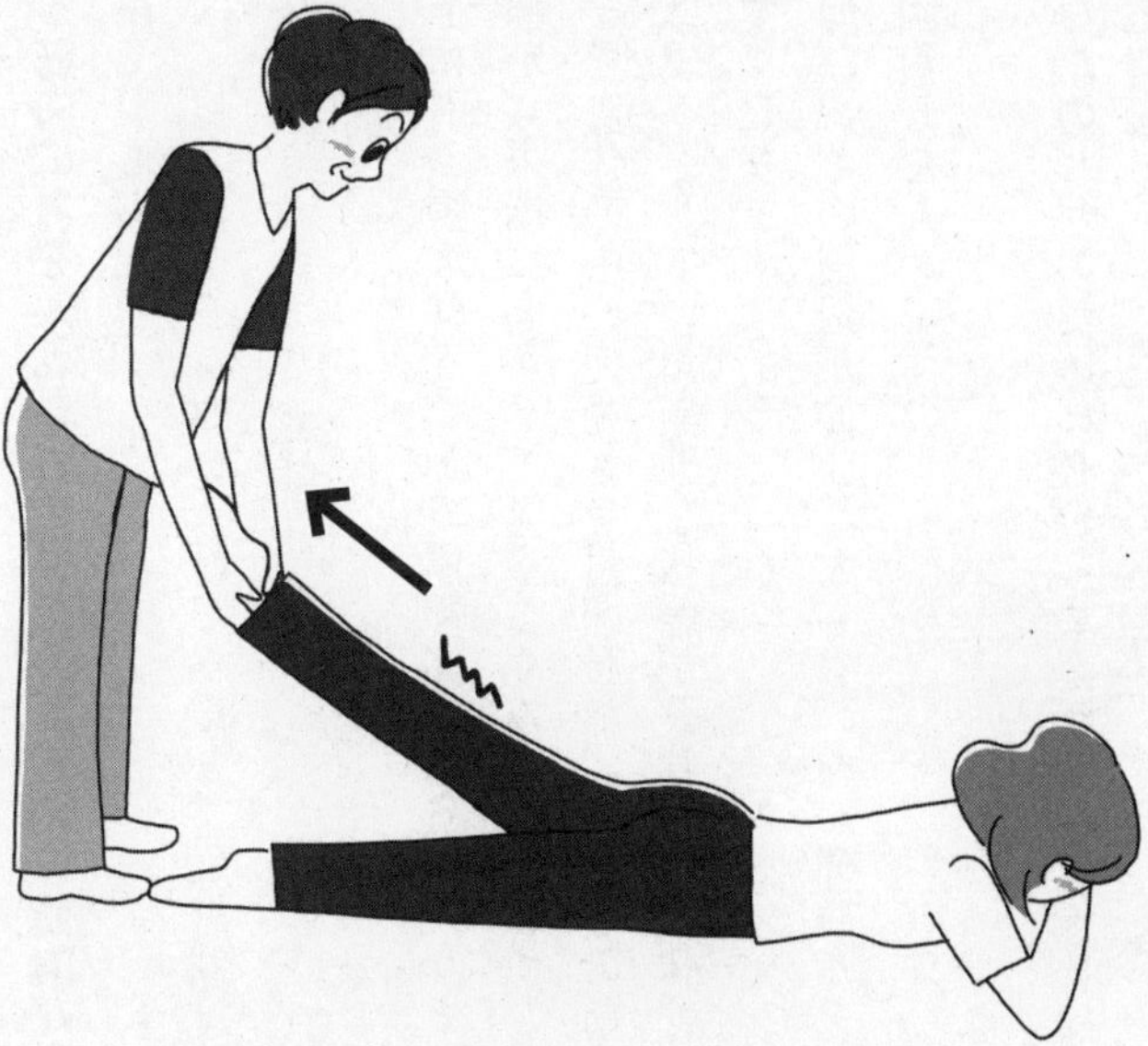

補助する方は痛みのあるほうの足首を持ち、斜め上に足全体を引っ張り上げる。痛みのある方は6～20秒その高さを保つ。

これは、**ある筋肉に力を入れたときはその反対側の筋肉がゆるむという神経の作用を利用**したものです。

簡単な例では、腕の力こぶに力を入れてみると、反対側（腕の後ろ）が弛緩することで確認できるかと思います。

また、斜め上に引っ張られることで体幹部に刺激が入ります。

身体は中心部から末端に向かって働くしくみがあります。その性質を運用すれば、それまで身体の中心の動きを封印して、大ももの前だけを伸ばすことでヒザを曲げようとしていた無理な状態が改善され、体幹↓ヒザの順番でギアが入りやすくなります。

まず中心が伸び、その周辺が伸び、大ものの前が伸びる……という、身体本来の秩序が回復したためです。

これで、あなたのヒザのために必要なことがすべて揃いました。

●痛みの回復を早めるための方法
●再発を予防する方法
●再発してしまったときに抑える方法
これらは一時的ではない、一生ものです。

その方法をみなさんはマスターしたのです。

ぜひこれから自分自身のものにして、痛みのない身体を一日でも長く保ってください。

そして、ご自身の痛みがとれたら、まわりの困っている方にもぜひ教えていただければと思います。

再生医療？　それともリハビリで頑張る？

実は、『1日3分　いくつになっても「歩けるヒザ」をつくる本！』が刊行された2013年よりふた昔くらい前から、ヒザの軟骨を培養して移植する再生医療の報告はありました。

最近では、ご自身の血液や脂肪の成分を培養後、関節に注入する治療法もあり、アフターケアも行われているようです。

費用は、片ヒザ30〜50万円ほど（自費）、病院によってはもっと高額な料金がかかるようです（100万円以上を提示された私の知人もいます）。

ただ、時期によっては「感染症」の恐れや、術後「脂肪の混入によって血管が詰まってしまう」「神経が損傷する」……などのリスクも考えられます。

コロナ以降、人との対面による「肌感覚」で情報を確認することよりもおひとりでインターネットで動画やSNSなどご覧になる機会が増え、ネット上に飛び交うさまざまな情報を手に入れるほどに「心配」や「迷い」で頭の中がいっぱい。どの情報を信じていいのかわからない、どうしたらいいのでしょうか……そんな、ご本人やご家族から相談がよく寄せられました。

再生医療に踏み込むか？　リハビリを選ぶか？

再生医療はまだまだ進化の途中で、これからも注目すべき分野だとは思いますが、どんな方法にもメリットデメリットがありますので、よく検討されることをお勧めします。

いずれにしても、最終的に判断するのはご本人ですが、もしも、迷われている場合、本書をお読みいただいた後にご相談ください。私は医者ではありませんが、運動処方士としての立場から、できる限りのアドバイスはさしあげたいと思っています。

おわりに

一生寝たきりにならないために

実際に体験してみていかがだったでしょうか。

「こんなことでヒザの痛みがラクになるの？」と半信半疑だった方も、その効果を実感していただけたのではないかと思います。

現在、日本は超高齢社会を迎え、65歳以上の高齢者人口は、過去最高の3500万人を超え、総人口に占める割合も約28%となっています。4人に1人が高齢者という現在。2065年には日本国民の約2・6人に1人が65歳以上の高齢者となる社会が到来すると予測されています（総務省調べ）。

高齢者が増えていくということは、これから医療保険料の負担も上がっていくのは必然です。景気も回復傾向が見込めない中、自分の健康は、病院などの「誰か」に頼るのではなく、自分自身の力で保っていくことが重要なカギになるでしょう。

職業柄、私はこれまで、ケガや痛みが原因で寝たきりになった方々を目の当たりにしてきました。

寝たきりになることは、決して患者さんご自身だけの問題ではありません。

「旅行に行きたいのに行けない」

「趣味を楽しみたいのに、身体の自由がきかない」

といった人生の充実がはかれないばかりか、家族の人生をも大きく左右します。肉体的・精神的にも、経済的にも、大きな負担になります。

ヒザ痛がきっかけで寝たきりになってしまった方、その介護に疲れて暗い顔をしたご家族の方々と接するたびに思ったのは、

「ヒザの痛みがひどくなる前に、寝たきりになる前に、改善する方法をお伝

えしたい」

ということでした。痛みのあるご本人だけでなく、ご家族のみなさんにも生き生きとした生活を送ってもらいたい。そんな気持ちから、本書を書くに至りました。

この「8つのヒザ痛改善法」は、一度習慣にしてしまえば、一生の健康を保つことができるものです。

ヒザが痛くて杖が欠かせなかった方々が、このプログラムを終える頃にすっかりよくなり、杖の存在を忘れてしまうことがよくあります。そのとき、患者さんたちの顔は喜びいっぱい！　自分で治せたという自信にもあふれています。

人に頼らず自分の力で痛みを改善する。

これこそが今、最も必要なことですし、ヒザ痛を抱える多くのみなさんが求めていることなのではないでしょうか。

ヒザの痛みが改善することは、自分自身が健康になるだけではありません。死ぬまで元気でいられることは、家族や周りの人も幸せにできます。あなたが元気に動き回っている姿を見ることは、家族にとっても大きな喜びになるでしょう。

「この痛みをなんとかしたい」

この気持ちさえあれば、治るための準備はもうできています。なぜなら、人間には自分の身体のなかに天然の〝薬〟を持っているからです。

天然の薬とは、成長ホルモンや気分を高めてくれるアドレナリンというホルモンです。この2つのホルモンは、身体を動かしたときや、集中しているときなどに分泌されるといわれています。そして、前向きな気持ちになったときほどいいのです。自ら積極的に「8つのヒザ痛改善法」を行うだけで、ホルモンは分泌され、身体の機能は格段にアップするということです。

はっきりとした効果がすぐに現れなかったとしても、体内では少しずつでも確実に変化が起きています。人間の身体というものは、刺激を与えれば必ず応えてくれます。

だからこそ、あきらめないでください。遅い方でも半年経てば、すっかり元の痛みは忘れてしまっているはずです。

痛みは身体が「治してほしい」と訴えかけているサインです。

あなたがこのプログラムによってヒザの痛みから解放され、充実した人生を送られることを心から願っています。

佐藤友宏

文庫版あとがき

私が、自分自身を含め患者さんのヒザ痛と付き合い始めてもう45年目になります。また、ヒザ痛のみならず、運動処方という方法を信じて、私のところに来てくださった10万人以上の方々、本当にありがとうございました。

手前味噌になりますが、スポーツでは陸上（短距離男子）世界ジュニア銀メダリスト、アジア大会金メダリスト、オリンピック選手なども指導し、プロ野球ドラフト1位選手をはじめ日米大学野球エース投手もみてきました。嬉しいことに、育成した野球選手たちもプロ引退後に指導者になり、後輩を多くドラフト上位入団やセ・リーグのシーズン最多安打記録達成などに導く事例も出てきています。そういう意味で、身体機能改善の再現性には自信を持っています。

また、文部科学省の『剣道上級指導者』テキストの監修もおこなう機会もありました（剣道は生涯できるスポーツなのですが、膝と腰の故障が多いのも現状です）。

中高年以降も、ケガなく元気にスポーツをするためにも、本書を手に取っていただけたら幸いです。

人生100年時代といわれるいま、健康な時間をいかに長く持ち続けられるか。そんな時代の必要に迫られ、良い情報がさらにより多くの方に伝わってほしい、いくつになっても足腰が元気で、ずっと「歩けるヒザ」を持ち続けてほしい、人生を最期まで謳歌してほしい……そういう思いで、今回、リニューアル版として文庫化した次第です。

一人でも多くの人が、痛みから解放されることを祈って。

2024年4月吉日

佐藤友宏

最新の佐藤情報

なかなか治し方の正解が見つからなかったり、同じような症状を繰り返す（再発）マンネリ生活。
このような方やご家族、治療家から多くの相談を受けてきましたが、自分を知って"治せる人"に仕向けたほうが格段に治療効果が上がることがわかってきました（意識も脳も別人になることが最高の薬ですね）。

＼ 整形外科や整体では教えてくれない
成長・学習できるステップが体感できる！／

自宅からスマホで受講できる「勉強会」や
「少人数セミナー」も行っています。

- 患者さんやそのご家族
- 患者さんが不安を持ち満足していないと感じる先生…

に好評をいただいています。

少人数制（定員3名）で"自分で治せる"確実性の高い手法に力を入れております。

詳細はこちら

電話：03-6869-1474（空席情報はこちらまで）

本書は、二〇一三年五月に小社より刊行された
『1日3分　いくつになっても「歩けるヒザ」をつくる本!』を
文庫化にあたり、加筆修正したものです。

青春文庫

1日《にち》3分《ぷん》
いくつになっても
「歩《ある》けるヒザ」をつくる
痛《いた》みをとって、ヒザを長持《ながも》ちさせるために

2024年4月20日　第1刷
2024年9月5日　第2刷

著　者　佐《さ》藤《とう》友《とも》宏《ひろ》

発行者　小澤源太郎

責任編集　株式会社プライム涌光

発行所　株式会社青春出版社

〒162-0056　東京都新宿区若松町12-1
電話 03-3203-2850（編集部）
03-3207-1916（営業部）
振替番号　00190-7-98602

印刷／大日本印刷
製本／ナショナル製本
ISBN 978-4-413-29850-6